Pneumologisches Kolloquium 2

Pneumologisches Kolloquium 2

Relevanz zirkadianer Rhythmen in der Pneumologie

Herausgegeben von

Peter Dorow und Peter von Wichert

mit Beiträgen von

M. Aubier, S. Czwickla, M. Debelić,
P. Dorow, R. Felix, D. Herold, M. R. Hetzel,
E. Kaukel, G. Kunkel, K. Lanser, S. Lanser,
J. P. McGovern, H. D. Janisch, A. Reinberg,
V. Sill, M. H. Smolensky, U. Tönnesmann,
N. Viires, Th. Weiss, P. V. Wichert

Walter de Gruyter
Berlin · New York 1986

Priv. Doz. Dr. med. Peter Dorow
Freie Universität Berlin, Klinikum Charlottenburg
Abt. Kardiologie u. Pulmologie
Spandauer Damm 130
D-1000 Berlin 19

Prof. Dr. med. Peter von Wichert
Medizinische Poliklinik, Klinikum der
Philipps-Universität Marburg
3550 Marburg

Das Buch enthält 51 Abbildungen und 18 Tabellen

CIP-Kurztitelaufnahme der Deutschen Bibliothek

Relevanz zirkadianer Rhythmen in der Pneumologie / hrsg. von Peter Dorow u. Peter von Wichert. Mit Beitr. von M. Aubier ... – Berlin ; New York : de Gruyter, 1986
(Pneumologisches Kolloquium ; 2)
ISBN 3-11-010406-7
NE: Dorow, Peter [Hrsg.]; Aubier, M. [Mitverf.]; Pneumologisches Kolloquium: Pneumologisches Kolloquium

Satz: Arthur Collignon GmbH, Berlin
Druck: Druckerei Gerike, Berlin
Bindung: Dieter Mikolai, Berlin
Umschlagsentwurf: Rudolf Hübler, Berlin.

Vorwort

P. v. Wichert

Die Relevanz zirkadianer Rhythmen in der Medizin ist keine neue ärztliche Erkenntnis. Klinische Beobachtungen und praktische Erfahrungen haben seit jeher auf die Tatsache aufmerksam gemacht, daß biologische Vorgänge rhythmisch und auch zirkadian rhythmisch verlaufen. In den letzten Jahren hat aber die Chronobiologie, die wie Smolensky ausführte, im Grunde einen Sonderfall der Homoöostase der körperlichen Funktion darstellt, eine besondere Aufmerksamkeit gefunden, zumal man erkannte, daß auch die Therapie von einer Reihe von Erkrankungen, insbesondere auf dem internistischen Gebiet chronobiologischen Prinzipien folgen muß. Hieraus entwickelte sich die Chronopharmakologie, die sich als ein außerordentlich zugkräftiges und zukunftweisendes Forschungsgebiet herausgestellt hat. Smolensky hat in seinen Ausführungen diesen gedanklichen Ansatz überaus deutlich werden lassen und gezeigt, daß unter chronopharmakologischen Aspekten der Begriff der Dosiswirkungsrelation völlig neu überdacht werden muß. Man wird mit unterschiedlichen Dosiswirkungsrelationen umzugehen haben, die zirkadianen Schwankungen unterliegen. Selbstverständlich muß auch bedacht werden, daß Nebenwirkungen chronopharmakologischen Prinzipien folgen können, so daß auch eine Chronopharmakologie der Side effects beachtet werden muß.

Auf die besonders komplexen Vorgänge, die sich in der zirkadianen Rhythmik zellulärer Funktionen beobachten lassen, ging Kunkel in seinem Beitrag ein. Er konnte zeigen, daß Vorgänge wie die Histaminfreisetzung aus Mastzellen, aber auch die Bindungsstrukturen für Betarezeptoren chronobiologischen Schwankungen unterworfen sind. Wir stehen hier sicherlich erst am Anfang von einer Entwicklung, die insbesondere unter therapeutischen Gesichtspunkten als außerordentlich vielversprechend zu werten ist.

Zu der besonderen Renaissance des Theophyllins auf den Arzneisektor gehört sicherlich neben der Erkenntnis der Tatsache, daß die Therapie mit Theophyllinen chronopharmakologischen Prinzipien folgt und daß diese in der Therapie Berücksichtigung finden müssen, dann aber auch als außerordentlich erfolgreiches Instrument zur Behandlung der Patienten angesetzt werden können. Auch die Erfahrung, daß das pharmakologische Spektrum des Theophyllins sich sehr viel breiter darstellt als noch vor wenigen Jahren erwartet werden konnte, worauf die Präsentation von Weiss, Viires, Lanser, Tönnesmann und Dorow hinwiesen, zeigt die Bedeutung dieses Pharmakons.

Besonders interessant ist die Tatsache, daß in letzter Zeit auch die kardiovasculären Wirkungen des Theophyllins wieder vermehrt in die Überlegungen üblicher klinischer Wirksamkeit eingeschlossen werden. An dem Referat von Sill über die Wirkung der Methylxanthine auf die Hämodynamik im kleinen Kreislauf entzündete sich dementsprechend eine rege Diskussion.

Von besonderer klinischen Bedeutung sind sicherlich die Ergebnisse, die die Londener Arbeitsgruppe um Hetzel vorgelegt hat und die die Rolle zirkadianer Rhythmik für die Prognose des Asthmas sehr herausgearbeitet hat. Diese zirkadiane Rhythmik, die unter dem klinischen Schlagwort „Nocturnal Asthma" inzwischen von Groß-Britannien kommend auch in der Bundesrepublik großes Interesse gefunden hat, ist sicherlich ein erhebliches therapeutisches Problem, das die Anpassung der Pharmakotherapie an die biologischen Verhältnisse beim Patienten dringend vorschreibt. Das konnte von Dorow durch die Untersuchung der Theophyllinspiegel bei Patienten mit nächtlichem Asthma deutlich gezeigt werden und gibt Anlaß, diesem Therapieansatz sehr viel mehr Aufmerksamkeit zu schenken.

Das 4. Charlottenburger Gespräch hatte sich ein außerordentlich attraktives Thema zum Gegenstand gemacht. Referate und Diskussion zeigten, daß gerade von klinischer Seite die Aktualität dieser Problematik voll aufgegriffen worden ist. Es bleibt zu hoffen, daß von seiten der pharmakologischen Forschung und auch von seiten der pharmazeutischen Industrie diesen Gedankengängen vermehrt Aufmerksamkeit gewidmet wird, um damit die Verbesserung der Behandlung unserer Patienten naturgemäß auch mit geringeren Nebenwirkungen zu ermöglichen.

Herrn Priv. Doz. Dr. Dorow sei für die Mühe beim Vorbereiten dieses 4. Charlottenburger Gesprächs herzlich gedankt. Die Resonanz, die dieses Symposium heute gefunden hat, dürfte angenehmer Dank für diese Mühe sein.

Prof. Dr. v. Wichert

Inhalt

Autorenverzeichnis

Prof. Dr. M. Aubier
Hôpital Beaujon, Clichy, Frankreich

Dr. M. Debelić
Auguste Viktoria- und Cecilienstiftung, Bad Lippspringe

Priv.-Doz. Dr. P. Dorow
Freie Universität Berlin, Klinikum Charlottenburg, Abt. Kardiologie und Pulmologie, Berlin

Prof. Dr. R. Felix
Freie Universität Berlin, Klinikum Charlottenburg, Abt. Radiologie und Poliklinik, Berlin

Prof. Dr. M. R. Hetzel
Whittington Hospital, London, England

Dr. H. D. Janisch
Freie Universität Berlin, Klinikum Charlottenburg, Abt. Gastroenterologie, Berlin

Prof. Dr. E. Kaukel
1. Medizinische Universitätsklinik, Hamburg

Prof. Dr. G. Kunkel
Abt. klinische Immunologie und Asthmapoliklinik, Klinikum Charlottenburg, im Rudolf-Virchow-Krankenhaus, Berlin

Prof. Dr. K. Lanser
Medizinische Poliklinik, Klinikum der Philipps-Universität, Marburg

Prof. Dr. V. Sill
Allgemeines Krankenhaus Wandsbek, Hamburg

Prof. Dr. M. Smolensky
The University of Texas, School of Public Health, Houston, Texas, USA

Dr. U. Tönnesmann
Freie Universität Berlin, Klinikum Charlottenburg, Abt. Kardiologie und Pulmologie, Berlin

Dr. W. Viires
Hôpital Beaujon, Clichy, Frankreich

Dr. Th. Weiss
Freie Universität Berlin, Klinikum Charlottenburg, Abt. Radiologie und Poliklinik, Berlin

Prof. Dr. P. v. Wichert
Medizinische Poliklinik, Klinikum der Philipps-Universität, Marburg

Bedeutung der Chronobiologie für das nächtliche Asthma: seine Ätiologie und Behandlung mit Theophyllin

M. H. Smolensky, A. Reinberg, J. P. McGovern

Einleitung

Chronisch obstruktive Atemwegserkrankungen (COLD) stellen weltweit ein großes medizinisches Problem dar. Asthma, eine in der Regel bei Kindern und Erwachsenen vorkommende chronische Störung, ist gekennzeichnet durch Bronchialobstruktion, welche insbesondere nach Verabreichung von bronchodilatatorischen Mitteln reversibel ist. Auf der Suche nach einer Erklärung für die Verschlimmerung der Atemnot während der Nacht konzentrierte man sich seit Jahren auf Tag-Nacht-Unterschiede in der äußeren Umgebung. Allein aufgrund homöostatischer Überlegungen nahmen Epidemiologen *a priori* an, daß die notwendigen und auch ausreichenden Gründe für die nächtliche Verschlimmerung der Symptome ausschließlich in 24-Stunden-Zyklen innerhalb der Mikro-Umgebung des Patienten liegen. In der Literatur finden sich in dieser Hinsicht unzählige subjektive Erklärungsversuche, die die nächtliche asthmatische Dyspnoe zurückführen auf die kühlere Nachttemperatur, den engeren Kontakt mit offensiven Antigenen, psychischen und physischen Streß, der sich tagsüber angestaut hat, sowie auf eine Beeinflussung der Lungenfunktion durch die liegende Körperhaltung, um nur die häufiger erwähnten Begründungen zu nennen.

Chronobiologische Untersuchungen (Unters. des biologischen Rhythmus) an Asthmatikern auf der anderen Seite haben jedoch nicht nur zu einer ganz anderen, sondern auch zu einer weiter gefaßten und genaueren Betrachtung des Asthmas geführt. Die Epidemiologie des nächtlichen Asthmas und anderer COLD hebt die primäre Bedeutung endogener zirkadianer (etwa 24-Stunden)-Rhythmen auf wichtige biologische Funktionen und ihre Beziehung zur Qualität der äußeren Umgebung hervor, die sich ebenfalls zyklisch im 24-Stunden-Rhythmus ändert. Wir sind der Ansicht, daß zur erfolgreichen Therapie asthmatischer Patienten nicht nur die üblichen klinischen und umweltbedingten Kriterien gehören, sondern auch die Chronobiologie der Krankheit selbst sowie die Chronopharmakologie (die Abhängigkeit der Medikation von biologischen

Rhythmen) der zur Therapie verwendeten Medikamente [1]. In diesem Kapitel geben wir einen kurzen Überblick über die Chronobiologie des nächtlichen Asthmas, gefolgt von einer detaillierten Diskussion der Chronopharmakologie von Theophyllin.

Zirkadianer Rhythmus der Dyspnoe

Obwohl Mediziner seit langem wissen, daß sich die Symptome der COLD nachts verschlechtern, ist das Ausmaß des Vorkommens von Tag-Nacht-Schwankungen nur in erstaunlich wenigen wissenschaftlichen Studien objektiv untersucht worden. Wir haben zuvor eine Untersuchung an 121 Asthmatikern, 69 Patienten mit Bronchitis und 35 Patienten mit Emphysem durchgeführt, die in Houston/Texas wohnten. Sie beurteilten dabei subjektiv den Schweregrad ihrer Dyspnoe im Abstand von sechs Stunden während eines Zeitraumes von mehreren Monaten [2]. Nahezu 40% der Anfälle von Dyspnoe bei Asthmatikern und nahezu 50% der Exazerbationen bei Patienten mit Bronchitis und Emphysem ereigneten sich zwischen 6.00 und 12.00 Uhr. Der Zeitpunkt der schwersten Atemnot bei dieser Gruppe tagsüber aktiver Patienten lag damit um einiges später als zuvor von anderen Untersuchern berichtet [3–5], denen zufolge die Dyspnoe am schlimmsten zwischen 23.00 und 5.00 Uhr war. Die Abweichungen zwischen den Ergebnissen dieser Untersuchungen lassen sich durch Unterschiede in den verwendeten Testprotokollen erklären.

Der zirkadiane Rhythmus von Atemnot und Dyspnoe beim Asthmatiker hängt mindestens teilweise von den zirkadianen Schwankungen in den physiologischen und endokrinologischen Parametern des Patienten ab. Einige dieser rhythmischen Schwankungen sind in den folgenden Abschnitten kurz dargestellt.

Zirkadiane Rhythmen der Atemwegsdurchgängigkeit bei Asthmatikern

Schon am Anfang des 20. Jahrhunderts wurden Untersuchungen über die zirkadiane Rhythmik der Atemwegsdurchgängigkeit veröffentlicht [6]. Dieses Thema war Gegenstand vieler Doktorarbeiten von europäischen Medizinern und wurde vielfach in der medizinischen Fachliteratur abgehandelt. Eine Literaturübersicht zeigt, daß starke Unterschiede im 24-Stunden-Muster der Atemwegsdurchgängigkeit zwischen Patienten mit COLD, einschließlich Asthmatikern, und gesunden Normalpersonen bestehen [7, 8]. Zur Erkennung und Quantifizierung von Bio-Periodizitäten, wie sie hier untersucht werden, stehen gegenwärtig spezielle statistische Methoden – genannt „Cosinor"-Analysen – zur Verfügung [9, 10]. Mit Hilfe der Cosinor-Analyse können Chronobiologen objektiv das Vorkommen rhythmischer Schwankungen bestimmen und sie beschreiben als

- *Periode:* Zykluslänge in Stunden, Tagen oder Monaten
- *Mesor:* rhythmusangepaßtes Mittel, ein Mittelwert, um den herum eine voraussagbare zeitliche Änderung auftritt
- *Amplitude:* ein Maß für die Variabilität innerhalb des Rhythmus
- *Akrophase:* der Zeitpunkt des Gipfels, der sich auf einen spezifischen Referenzwert bezieht, üblicherweise die Mitternacht nach Ortszeit, die Schlafzeitmitte des Patienten oder die Akrophase eines anderen Rhythmus mit identischer Periode.

Die Ergebnisse der Cosinor-Analyse, die sich auf Daten der Vitalkapazität, des forcierten Expirationsvolumens in der ersten Sekunde, des maximalen expiratorischen Flusses und des Atemwegswiderstandes von Asthmatikern stützte, wiesen im allgemeinen statistisch signifikante zirkadiane Rhythmen mit mäßigen bis hohen Amplituden auf [7, 8]. Erhebungen bei Kindern und Erwachsenen unter vergleichbaren Bedingungen zeigten, daß die zirkadiane Amplitude mit zunehmendem Schweregrad des asthmatischen Zustandes anstieg und daß der 24-Stunden-Wert der Atemwegsdurchgängigkeit abnahm. Die Ergebnisse von Untersuchungen an Asthmatikern unterscheiden sich deutlich von den Befunden bei gesunden Versuchspersonen [7]. Bei nicht-asthmatischen Normalpersonen gibt es entweder keine Rhythmizität der Atemwegsdurchgängigkeit oder sie hat eine recht niedrige Amplitude. Darüber hinaus liegen die Mesor-Werte (24-Stunden-Mittel) der Atemwegsdurchgängigkeit bei nicht-asthmatischen Stichproben viel höher [7, 8]. Die Akrophasen-Werte zeigen, daß bei tagsüber aktiven asthmatischen Patienten sowie bei gesunden Versuchspersonen die Atemwegsdurchgängigkeit in der Mitte des Tages am besten ist, typischerweise zwischen 12.00 und 15.00 Uhr. Es sollte darauf hingewiesen werden, daß nach Hetzel und Clark [8] die hohe zirkadiane Amplitude ein wichtiges Merkmal asthmatischer Patienten ist und deshalb ein wichtiges diagnostisches Zeichen darstellt.

Es wird angenommen, daß die zirkadiane Rhythmizität der Lungenfunktion einen endogenen Ursprung hat. Sie ergibt sich nicht aus den zyklischen Veränderungen der Umwelt im 24-Stunden-Rhythmus. Wäre das letztere der Fall, dann würde man erwarten, daß Nacht- und Tagarbeiter vergleichbar abgestimmte zirkadiane Akrophasen haben müßten, was jedoch nicht der Fall ist. Die zirkadiane Akrophase des maximalen expiratorischen Flusses (peak expiratory flow = PEF) findet sich bei Nachtarbeitern während der Nacht [11]. Diese zirkadiane Rhythmizität wird auch nicht durch die Tag-Nacht-Veränderungen in der Körperhaltung verursacht. Versuchspersonen, die 24 Stunden in aufrechter Körperhaltung verbrachten, zeigten dieselben zirkadianen Schwankungen [7]. Untersuchungen des chronobiologischen Aspekts der Zeitverschiebung bei

Langstreckenflügen (jet lag) ergaben, daß die zirkadiane Akrophase des PEF-Rhythmus sich nicht sofort nach Durchfliegen verschiedener Zeitzonen ändert, wie man erwarten müßte, wenn die Ursache dieses Rhythmus nur umweltbedingt wäre [7, 12].

Zirkadianer Rhythmus der Atemwegsdurchgängigkeit und die nächtliche „Senke"

Der nächtliche Abfall der Atemwegsdurchgängigkeit bei Asthma wurde oft als „nächtliche Senke" bezeichnet. Dieser bildliche Ausdruck ist jedoch etwas irreführend. Die reduzierte nächtliche Durchgängigkeit bei tagsüber aktiven Asthmatikern gründet sich allzu häufig nur auf die publizierten Befunde einer einzigen Messung am Morgen oder auf die Messung von ein oder zwei Werten im zirkadianen Rhythmus der Atemwegsdurchgängigkeit. Die Durchgängigkeit am Tage ist nicht konstant und fällt plötzlich nachts ab; vielmehr ändert sie sich mehr oder weniger im Sinne einer Sinus-Funktion von 24 Stunden Dauer, wobei zufällig auftretende Störungen möglich sind.

Zirkadianer Rhythmus der bronchialen Übererregbarkeit

Devries, Orie und Tammelling sowie andere Mitarbeiter der Arbeitsgruppe Groningen/Niederlande [13, 14] zeigten als erste auf, daß die nächtliche Exazerbation von Asthma, Bronchitis und Emphysem nicht nur von exogenen Faktoren abhängt, sondern auch endogenen zirkadianen Rhythmen unterworfen ist, wie beispielsweise Schwankungen von Hormonspiegeln und einer Übererregbarkeit der Atemwege.

Asthmatiker und andere Patienten mit chronisch obstruktiver Lungenerkrankung, die zu verschiedenen ausgewählten Uhrzeiten am Tage und bei Nacht einem Histamin-Provokationstest unterworfen werden, zeigen sehr starke Unterschiede in der Schwellenkonzentration, die erforderlich ist, um eine Abnahme des Tiffeneau-Wertes (FEV 1,0) um 15% zu erreichen. Bei tagsüber aktiven Asthmatikern fand sich eine stärkere Übererregbarkeit der Atemwege auf Histamin, wenn es zwischen 0.00 und 4.00 Uhr appliziert wurde. Die geringste Übererregbarkeit bestand bei Applikation zwischen 12.00 und 16.00 Uhr. Die uhrzeitlichen Unterschiede in der Histamin-Schwelle sind bemerkenswert.

Nach Reinberg und Mitarbeitern [15, 16], die in einer Untersuchungsreihe Acetylcholin verwendeten und in einer weiteren Hausstaub bei gegen Hausstaub allergischen Asthmatikern benutzten [17], scheint der durch hohe Amplituden gekennzeichnete zirkadiane Rhythmus der Übererregbarkeit der Atemwege ein allgemeines Charakteristikum asthmatischer Patienten zu sein. Bei allen bis jetzt untersuchten Stoffen war die Übererregbarkeit der Atemwege während der Nachtzeit weitaus stärker (manchmal zwei- bis dreimal) als tagsüber. Diese Befunde stehen im Einklang mit den Ergebnissen der Studien, in denen der zirkadiane Rhythmus der kutanen Reaktivität auf Histamin oder Antigene bei allergischen Patienten untersucht wurde [18–20]. Bei Tests, die gegen 7.00 oder 11.00 Uhr bei tagsüber aktiven Allergikern durchgeführt wurden, war die mittlere Hautreaktivität um ein Drittel schwächer, als wenn sie 12 Stunden später geprüft wurde, unabhängig davon, ob die gewählte Reaktion ein Erythem oder eine Induration war.

Zusätzliche zirkadiane Komponenten der nächtlichen Dyspnoe bei Asthma

In diesem Tagungsbericht befassen sich Hetzel und Kunkel ebenfalls mit der Chronobiologie des nächtlichen Asthmas. Die hier vorliegende Arbeit soll diese anderen Beiträge ergänzen. Unsere Arbeitsgruppe und andere untersuchten verschiedene endogene zirkadiane Prozesse, von denen angenommen wird, daß sie mit nächtlichem Asthma in Beziehung stehen [1, 21–25]. Abbildung 1 illustriert einige Befunde. Dargestellt sind die Maxima und Minima (mittlere Spalte] verschiedener zirkadianer Funktionen, die mit der nächtlichen Verschlimmerung des Asthmas in Beziehung stehen. Mit Hilfe eines Vektors ist in der rechten Spalte das Ausmaß der zirkadianen Schwankung wiedergegeben, wobei sich die Amplitude eines jeden Rhythmus auf den Mesor (24-Stunden-Mittel) bezieht. Bei Patienten, die daran gewöhnt sind, tagsüber aktiv zu sein, zwischen 23.00 und 7.00 Uhr zu schlafen und die Mahlzeiten wie angegeben einnehmen, verstärkt sich die Dyspnoe zwischen Schlafengehen und 5.00 Uhr morgens. Diese Zeitspanne entspricht zeitlich dem größten Abfall verschiedener Lungenfunktionswerte (VC, FEV 1%, PEF, usw.) sowie dem zirkadianen Rhythmus der Blut- und Urinspiegel von entzündungshemmenden Hormonen (Cortisol und Katecholaminen). Ferner stimmt sie überein mit dem Zeitpunkt der stärksten Übererregbarkeit der Atemwege auf Acetylcholin, Histamin und Hausstaub. Schließlich deckt sich der nächtlich auftretende Asthma-Anfall zeitlich mit einem nächtlichen Anstieg des Vagotonus [21, 23, 26].

Der 24-Stunden Rhythmus der Dyspnoe ergibt sich aus dem Zusammenspiel verschiedener bis jetzt identifizierter zirkadianer Rhythmen. Obwohl man kein Ursache-Wirkungs-Verhältnis beweisen kann, muß sicherlich in Erwägung gezogen werden, daß derartige voraussagbare Schwankungen über einen Zeitraum von 24 Stunden die nächtliche Exazerbation des Asthmas erleichtern. Da die bronchialen Strömungsverhältnisse von Asthmatikern durch zirkadiane Rhythmen mit großen Amplituden und reduziertem Mesor-Wert (24-Stunden-Mittel) charakterisiert sind, muß von einer erfolgreichen Chemotherapie des Asthmas gefordert werden, daß sie (zusammen mit einer Reduktion der zirkadianen Amplitude und einer Zunahme des Mesor-Wertes) über den gesamten

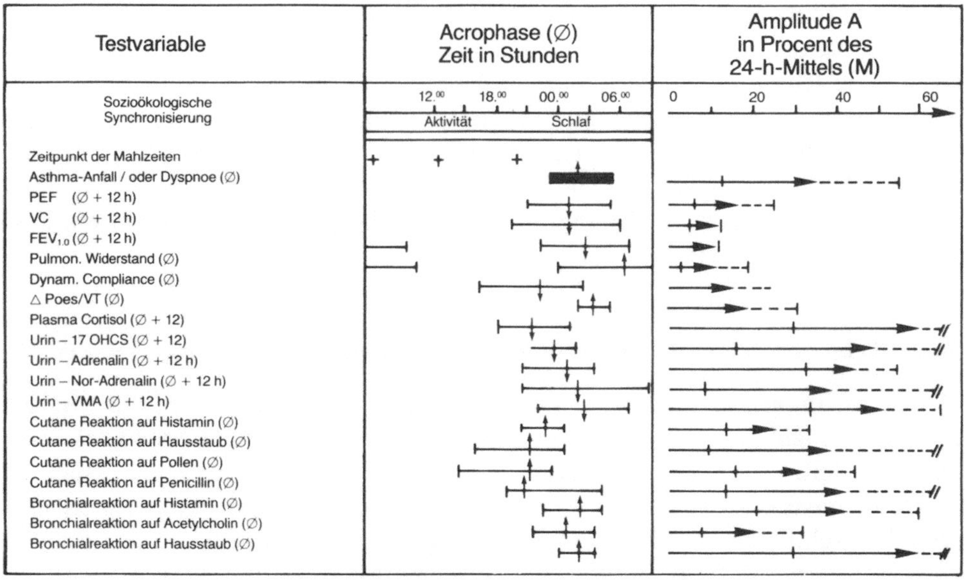

Abb. 1 Zeitliche Aufschlüsselung des 24-Stunden-Rhythmus verschiedener Parameter, wie sie wahrscheinlich mit den nächtlich auftretenden Dyspnoe-Attacken asthmatischer Patienten zusammenhängen. Die nach oben zeigenden Pfeile geben die Zeit der Spitzenwerte (Akrophasen) an, während die nach unten zeigenden Pfeile den Zeitpunkt der niedrigsten Werte (Minima) der dokumentierten zirkadianen Rhythmen kennzeichnen. Die rechts dargestellten Amplituden (die Länge der Pfeile ist proportional dem Ausmaß des Rhythmus) ist angegeben in Prozent des 24-Stunden-Mittels (Mesor). Das zeitliche Auftreten der Maxima und Minima der verschiedenen bis jetzt untersuchten Funktionen stimmt überein mit dem Vorliegen einer erhöhten endogenen Anfälligkeit für Dyspnoe während der ersten bis mittleren Schlafstunden.

Zeitraum von 24 Stunden eine Weitstellung der Atemwege bewirkt. Eine der Zielsetzungen von Chronobiologen besteht darin zu bestimmen, wie nächtliches Asthma am besten kontrolliert werden kann. Dabei liegt der Schwerpunkt auf der Wahl des richtigen Zeitpunktes der Medikation im Hinblick auf ihre vom biologischen Rhythmus abhängige Kinetik, um die gewünschten Wirkungen zu verstärken und die unerwünschten zu vermindern. Die Chronotherapie des Asthmas basiert auf der Verabreichung von Medikamenten, z. B. Theophyllin in Retardform, unter Berücksichtigung der Abhängigkeiten vom biologischen Rhythmus.

Chronopharmakologie

Die Chronopharmakologie ist die Erforschung von biologischen Rhythmen und Arzneitherapie. Allgemein gesprochen, befassen sich chronopharmakologische

Untersuchungen mit den rhythmischen und damit voraussagbaren Unterschieden in der Pharmakokinetik (Chronopharmakokinetik) von Arzneimitteln, der Empfindlichkeit von Geweben oder Ziel-Biosystemen (genannt Chronaesthesie) und mit den sich daraus ergebenden Wirkungen (Chronergie) [17–29]. Besonders während der vergangenen zwei Jahrzehnte wurden zahlreiche Untersuchungen über die Chronopharmakokinetik einer Vielzahl von Arzneimitteln durchgeführt; die Ergebnisse dieser Studien wurden in neueren Publikationen zusammengefaßt [27–29]. Die Chronaesthesie und/oder Chronergie verschiedener Medikamente, wie steroidale und nicht-steroidale entzündungshemmende Mittel [30, 31] sowie karzinostatischer Behandlungen [32, 33] sind zum Beispiel bereits bekannt.

Ein zusätzlicher Aspekt chronopharmakologischer Studien, dem noch mehr Beachtung geschenkt werden sollte, ist die Untersuchung der zeitlichen Abstimmung der Therapie im Verhältnis zu ihrer Wirkung auf das Zusammenspiel und die periodische Länge biologischer Rhythmen. Bei gesunden Personen mit einem relativ konstanten Wechsel von Schlaf und Wachsein bestehen zwischen den Phasen der in zirkadianen Rhythmen verlaufenden biologischen Prozesse definierte Beziehungen. Da bestimmte Krankheiten durch Änderungen in der zirkadianen Periodik oder im zirkadianen Ablauf gekennzeichnet sind, muß die zeitliche Reihenfolge der zirkadianen und anderer rhythmischer Funktionen genau eingehalten werden, um maximale biologische Wirksamkeit und möglicherweise Gesundheit zu gewährleisten [34, 35]. Abhängig vom Zeitpunkt der Verabreichung können gewisse Medikamente zu einer Vorverlegung oder Verzögerung bestimmter zirkadianer Rhythmen führen, wenn nicht sogar zu Änderungen der Periodendauer [36, 37]. Obwohl eine Untersuchung dieses letztgenannten chronopharmakologischen Aspekts entscheidend ist, wurden nur wenige Medikamente so untersucht, daß ihre Wirkung im Hinblick auf die zeitliche Struktur des zirkadianen Rhythmus beurteilt werden kann. Obwohl Theophyllin keinen nennenswerten Einfluß auf das Schlaf-Wach-Muster [37] hat, ist es wenig wahrscheinlich, daß es das Zusammenspiel der anderen bisher untersuchten zirkadianen Rhythmen verändert [38, 39].

Die Chronopharmakologie von Theophyllin

Nicht retardierte Theophyllin (NRT)-Tabletten

Es wurden Untersuchungsprotokolle und Behandlungspläne für Theophyllin und andere Medikamente entwickelt, die sich auf das Konzept der Homöostase stützen. Die meisten Untersucher nehmen an, daß Befunde, die anhand von tagsüber durchgeführten Experimenten gewonnen wurden, repräsentativ für alle anderen Studien sind, auch wenn sie zu anderen Zeiten stattfanden. Dies allein ist vielleicht schon der Grund dafür, daß die Ergebnisse der ersten wenigen Untersuchungen, die Tag-Nacht-Unterschiede in der Pharmakokinetik von Theophyllin aufzeigten, entweder nicht geglaubt oder traditionellen Einflüssen wie Zeitpunkt und Zusammensetzung der Mahlzeiten oder der Körperhaltung zugeschrieben wurden. Da Theophyllin darüber hinaus schon seit so vielen Jahren ohne Untersuchung von Tag-Nacht-Unterschieden in seiner Pharmakokinetik klinisch verwendet wird, erschien es undenkbar, daß zirkadiane Blutspiegelschwankungen charakteristisch für dieses Medikament sind.

In einer der ersten Studien zur Chronopharmakologie von Theophyllin untersuchten Kyle et al. [40] die Auswirkungen verschiedener Verabreichungszeiten auf die Pharmakokinetik eines NRT, Theolair®. Das Hauptanliegen der Studie

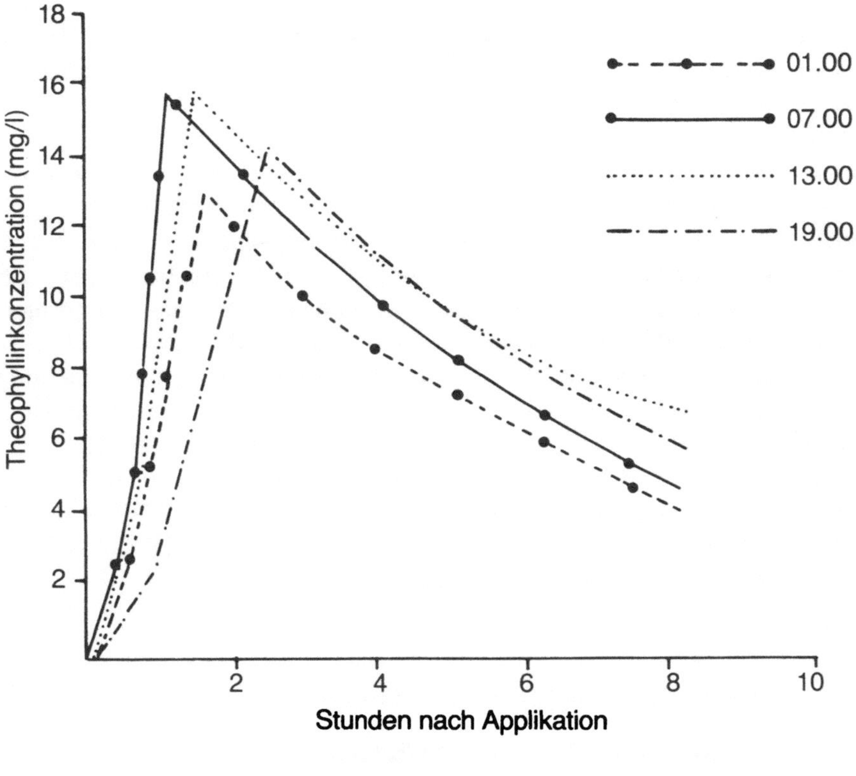

Abb. 2 Muster von Zeit/Konzentrations-Kurven, gebildet aus den Daten von 13 tagsüber aktiven Probanden, die Theophyllin in Abständen von 6 Stunden über einen Zeitraum von 8 aufeinanderfolgenden Tagen erhalten hatten [40]. Aus den Kurven für den 8. Dosierungstag geht hervor, daß Theophyllin nach Gabe um 7.00 und 13.00 Uhr schneller absorbiert wurde und zu höheren Blutspiegeln führte als bei Verabreichung um 19.00 Uhr, wonach Theophyllin am raschesten eliminiert wurde.

bestand darin zu untersuchen, ob es eine zirkadiane Chronopharmakokinetik des Theophyllins gibt und, falls ja, was ihre Bedeutung für die Überwachung des Theophyllinblutspiegels bei Patienten ist. Es wurden Untersuchungen zur Akutkinetik als auch bei wiederholter achttägiger Gabe durchgeführt. Bei diesen Untersuchungen wurden die Einnahmezeit der Mahlzeiten und deren Zusammensetzung sorgfältig standardisiert und von den Untersuchern an jedem Tage der akuten und über die gesamte Zeitspanne der Blutentnahme am ersten und letzten Tag der chronischen Studie kontrolliert. Abbildung 2 zeigt die Ergebnisse der achttägigen Untersuchung von 13 tagsüber (7.00–23.00 Uhr) aktiven Probanden, die NRT (12 mg/kg/24 Std.) in sechsstündigen Intervallen eingenommen hatten. Wie ersichtlich, wurden nach oraler Gabe um 7.00 und 13.00 Uhr im Vergleich mit der Verabreichung um 19.00 oder 1.00 Uhr sehr rasch maximale Theophyllinserumspiegel erreicht. Die in dieser Abbildung dargestellten Ergebnisse sind nahezu identisch mit denen, die bei den Akutstudien mit täglich einmaliger Gabe von NRT erreicht wurden [40]. In Tabelle I sind die Ergebnisse verschiedener anderer Untersuchungen dargestellt, die zirkadiane Unterschiede in der Pharmakokinetik von NRT-Tabletten dokumentieren.

Theophyllin Retard (TR)-Tabletten

Die 1980 von Kelly und Murphy [46] veröffentlichten Befunde über das *Fehlen* zeitlicher Schwankungen des Theophyllinblutspiegels nach täglicher Einnahme von TheoDur®, einem TR-Präparat, um 8.00 und 20.00 Uhr im Laufe von 24 Stunden wurden damals als endgültig interpretiert. Obwohl im selben Jahr aus verschiedenen Labors Manuskripte eingereicht wurden, die mäßige bis starke Tag-Nacht-Unterschiede des Blutspiegels nach täglich zweimaliger Einnahme von TR-Präparaten im Abstand von 12 Stunden nachwiesen, wurden diese Ergebnisse nicht ohne weiteres von den medizinischen Zeitschriften zur Veröffentlichung angenommen. Viele Autoren gingen deshalb zunächst dazu über, ihre Ergebnisse in den Berichten kleinerer Tagungen zu publizieren. Zur Zeit der Abfassung des vorliegenden Kapitels sind die zirkadianen Schwankungen in der Pharmakokinetik sowohl von NRT als auch von TR (Tabelle II) bekannt und akzeptiert. Im Hinblick auf TheoDur® fanden die Ergebnisse von Scott und Mitarbeitern bei weitem die meiste Beachtung [47, 48]. Ihre früheren Befunde, die an einer Gruppe von 13 tagsüber aktiven asthmatischen Kindern gewonnen wurden, sind in Abbildung 3 zusammengefaßt. Der „steady-state"-Blutspiegel, der unmittelbar nach der Behandlung am Abend (20.00 Uhr) erreicht wurde, war statistisch signifikant niedriger als der nach Behandlung am Morgen (8.00 Uhr). Die Ergebnisse einer gerade abgeschlossenen Untersuchung derselben Arbeitsgruppe [49] an asthmatischen Kindern vergleichbaren Alters,

Tabelle I Übersicht über die zirkadiane Chronopharmakokinetik von Theophyllin non-retard (NRT).
STC = Serumtheophyllinkonzentration.

Erst-Autor (Jahr)	Typ v. Theophyllin	Uhrzeit von Rx	Probanden, No. (Altersbereich)	Hauptbefunde	Referenz No.
Kyle (1980)	NSR Theolair® (Riker)	Akute Einzeldosis 01.00, 07.00 13.00, 19.00	12♂ Gesunde (21–35 J.)	T_{max} am kürzesten für 07.00 Rx, am längsten für 19.00 Rx $t_{1/2}$ am kürzesten für 07.00 Rx, am längsten für 19.00 Rx	[40]
Kyle (1980)	NSR Theolair® (Riker)	Steady state 01.00, 07.00, 13.00, 19.00	8♀, 4♂ Gesunde (17–35 J.)	T_{max} wie oben C_{max} am größten für 07.00 Rx, am kürzesten für 07.00 & 13.00 Rx $t_{1/2}$ am längsten für 13.00 Rx	[40]
Lesko (1980)	NSR oral Aminophyllin	Steady state 01.00, 13.00, 19.00, 01.00	7♂, 7♀ Gesunde (21–40 J.)	STC > um 07.00 Uhr als nach 13.00 Uhr	[41]
Nakano (1982)	NSR oral Aminophyllin	Akute Einzeldosis 09.00, 21.00	8♂ Gesunde (23–27 J.)	C_{max} größer nach 09.00 Rx	[42]
Decourt (1982)	NSR oral theophylline	Akute Studien 09.00, 21.00	7♂, 1♀ Nachtarbeiter (22–39 J.)	Absorption schneller für 09.00 Rx $t_{1/2}$ kürzer nach 21.00 Rx	[43, 44]
Taylor (1983)	NSR Theophyllin Elixir	Akute Studien 09.00, 21.00	4♂, 4♀ Gesunde (19–25 J.)	T_{max} kürzer nach 09.00 Rx No Δ f r k_a, C_{max}, $T_{1/2}$	[45]
Reed (1983)	NSR Aminophyllin Tablette (Searle)	Alle 6 Std.	10 Asthmatiker	STC um 09.00 (vs 15.00) größer	[52]
	NSR Elixophylin® (Cooper)	Alle 6 Std.	14 Gesunde	STC um 14.00 (vs 08.00) größer	

die zweimal täglich (7.00 und 19.00 Uhr) mit TheoDur® behandelt worden waren, erbrachten fast identische Tag-Nacht-Unterschiede des Theophyllinblutspiegels.

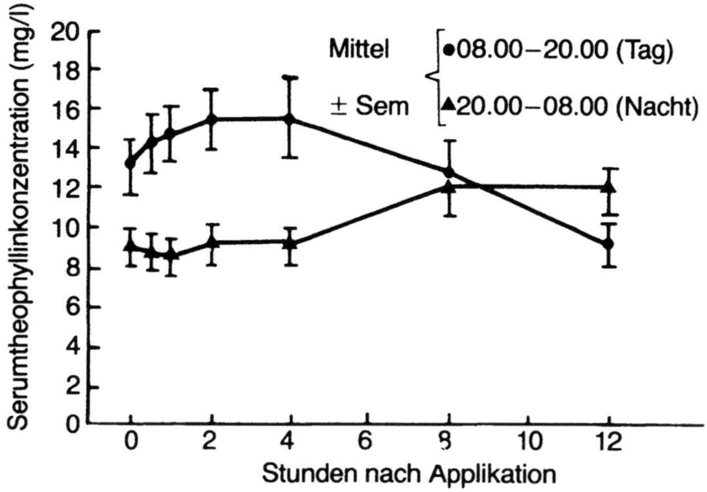

Abb. 3 Unterschiede in den Theophyllinblutspiegeln bei 13 tagsüber aktiven jungen asthmatischen Patienten, die Theophyllin Retard (TR) um 8.00 und um 20.00 Uhr erhielten [48]. Vor Beginn der Probeentnahmen zur Theophyllinbestimmung wurde für die Einstellung sogenannter „steady-state"-Spiegel gesorgt. In den ersten 4 Stunden nach der TR-Gabe um 8.00 Uhr wurden statistisch signifikant höhere Blutspiegel gefunden als in den ersten 4 Stunden nach Gabe um 20.00 Uhr. Unmittelbar nach der TR-Gabe um 8.00 Uhr entstanden Theophyllinspiegel innerhalb des therapeutischen Bereichs von 10–20 µg/ml, nicht jedoch nach Gabe um 20.00 Uhr.

Tag-Nacht-Unterschiede des Theophyllinblutspiegels: Einfluß der Dosierungsform und der Probanden

Berichte über die Tag-Nacht-Unterschiede in der Pharmakokinetik und im Theophyllinblutspiegel von TR- und NRT-Präparaten, wie sie in Tabelle I und II zusammengefaßt sind, zeigen eine Reihe von Übereinstimmungen. Erstens ist der Blutspiegel, der bei tagsüber aktiven gesunden Probanden oder asthmatischen Patienten nach Verabreichung von NRT-Präparaten am Morgen beobachtet wurde, im allgemeinen höher als der nach Verabreichung zu anderen Uhrzeiten gefundene. Zweitens werden Maximalwerte rascher erreicht nach Verabreichung von NRT am Morgen. Drittens ist bei tagsüber aktiven Kindern und Erwachsenen, die gleiche Dosen eines TR-Präparates in 12-stündigen Intervallen erhalten, der Theophyllinblutspiegel (je nach der verwendeten Darreichungsform) nach einer Behandlung am Morgen wahrscheinlich leicht oder

Tabelle II Übersicht über die Chronopharmakokinetik von Theophyllin Retard (TR).
STC = Serumtheophyllinkonzentration.

Erst-Autor (yr)	Typ v. Theophyllin	Uhrzeit v. Rx	Probanden, No. (Altersbereich)	Hauptbefunde	Referenz No.
Lesko (1980)	SR Somophyllin® (Fisons)	Steady state 08.00, 20.00	7♀, 7♀ Gesunde (21–40 J.)	STC geringfügig höher um 08.00 vs. 20.00	[42]
Kelly (1980)	SR TheoDur® (Key)	Steady state 08.00, 20.00	20 Asthmatiker (6–18 J.)	STC im wesentlichen nicht variabel als Gruppenphänomen	[46]
Scott (1981)	SR TheoDur® (Key)	Steady state 08.00, 20.00	13 Asthmatische Kinder (6–12 J.)	Groß. zirkadian. Δ in STC; STC höher um 08.00 vs 20.00 Uhr	[47, 48]
Simons (1982)	SR TheoDur® (Key)	Chronische Studie 08.00, 20.00	8♂, 2♀ Asthmatische Kinder (3–7 J.)	STC um 08.00 vs 20.00 größer ($\bar{x}$ Δ zwischen STC Gipfel & Tal = 6.5 µg/ml)	[50]
Primrose (1983)	SR TheoDur® (Key)	Einmal täglich für 3 Tage um 10.00 ausschließl. und 22.00 ausschließlich	3 Asthmatiker ($\bar{x}$ 53 J.)	*Rx um 10.00* / *Rx um 22.00* 5.3 Std. T_{max} 8.3 Std. niedrig C_{max} hoch stärkere Variation im STL nach 22.00 Rx	[51, 52]
Reed (1983)	SR TheoDur® (Key)	Steady state Alle 12 Std.	10 Asthmatiker	STC um 08.00 (vs 20.00) größer	[52]
	SR Bronkody® (Breon)	Alle 12 Std.	14 Gesunde		
Coulthard (1983)	SR250 Nuelin® (Riker)	Steady state 09.00, 21.00	10 Asthmatische Kinder (5 to 13 J.)	Die Prädos. STC Konzentration um 09.00 2.6 bis 2.9 mal größer als um 21.00 Uhr	[54, 55]

Samaan (1983)	SR Choledyl® (Parke Davis) SR TheoDur® (Key) SR Slophyllin® (Rorer)	Steady state 08.00, 20.00	12 Gesunde ♂ (20–25 J.)	AUC nachts Rx reduziert (~20%) für alle 3; STC um 08.00 höher als um 20.00 Uhr	[56, 57]
Jonkman (1984)	SR choline theophyllinate	Akute Studien 10.00, 22.00	6♂, 2♀ Gesunde (20–25 J.)	Kein Δ v. AUC; STC um 10.00 höher als um 22.00 Uhr	[58]
Leeder (1984)	Theophylline as compressed tablet	Akute Studien 08.00, 20.00	8 Gesunde ♂	T_{max} am kürzesten für 08.00 R_x; C_{max} am höchsten f. 08.00 R_x	[59]
	SR TheoDur®	08.00, 20.00	8 Gesunde ♂	T_{max} am kürzesten f. 08.00 R_x	
Segrestaa (1984)	SR Armophylline (Armour)	Chronisch 09.00, 21.00	8 Gesunde Erwachsene 2 Asthmatiker (22–28 J.)	AUC post-09.00 R_x > 21.00 R_x C_{max} Tag R_x > C_{max} Nacht R_x	[63]
Schulz (1984)	SR Pulmidur Forte	Chronisch 08.00, 20.00	12 Gesunde ♂	C_{max} Tag R_x > C_{max} Nacht R_x	[64]
Rogers (1985)	SR TheoDur (Key)	Chronisch 06.00, 18.00	8 Asthmatiker (4–17 J.)	Zirkadian. Δ i. STC bei 50% der Patienten	[65]
Straughn (1985)	SR TheoDur (Key)	Chronisch 08.00, 20.00	14 Gesunde ♂ (22–28 J.)	Prä-dos. a. m. STC > p. m.; Tal a. m. STC > p. m.; T_{max} a. m. < p. m.; AUC a. m. R_x > p. m.; C_{ss} a. m. R_x > p. m.	[60, 66]
Thuresson (1985)	TheoDur 300 mg bid (Key)	Chronisch (4d) 08.00, 20.00	6♂, 6♀ Gesunde (26–40 J.)	× Gipfel – Tal Δ über 24 Std. 3.9 mg/ml; T_{max} p. m. R_x > a. m.	[67]

Tabelle III Zeitmuster der Serumtheophyllinspiegel: Eine Übersicht über intravenöse Untersuchungen. STC = Serumtheophyllinkonzentration

Erst-Autor (yr)	Typ v. Theophyllin	Uhrzeit v. Rx	Probanden, No. (Altersbereich)	Hauptbefunde	Referenz No.
Jonkman (1984)	5-hr i. v. Aminophyllin	Akute Studien 10.00, 22.00	6♂, 2♀ Gesunde (20–25 J.)	$t_{1/2}$ Nachts leicht verlängert	[58]
Leeder (1984)	i. v. Aminophyllin	08.00, 20.00	8 Gesunde ♂	keine signifikanten Unterschiede i. d. Clearance	[59]
Coulthard (1983)	i. v. Aminophyllin	Kontinuierlich über 24 Stunden	5 Asthmatische Kinder ($\bar{x}$ 10.8 J. ± 1.6)	Keine zeitliche Schwankung d. STC	[54, 55]
	i. v. Aminophyllin	Kontinuierlich über 24 Stunden	10 Asthmatiker ($\bar{x}$ = 9.8 J.)	Keine zeitliche Schwankung d. STC	[54, 55]
Giacona (1983)	30-minut. Aminophyllin i. v. oder als Flüssigkeit	Akute Studien 07.00, 19.00	5♀, 5♂ Gesunde	Mittl. Cl v. AUC nach i. v. 17% ↓ nach a. m. vs p. m. R_x Mittl. Cl_{ren} größer nach a. m. vs. p. m. R_x	[68]
Isles (1984)	30-min i. v. Aminophyllin	Akute Studien 08.00, 20.00	5 Asthmatische Kinder	$t_{1/2}$ Tagsüber leicht verlängert	[61]
Rogers (1985)	i. v. Aminophyllin	Akut. 48 Std.	8 Asthmatiker (4–17 J.)	Kein zirkadian. Δ i. STC od. K_{el}	[65]

mäßig höher als nach einer Behandlung am Abend 12 Stunden später. Viertens sind bei TR die Tag-Nacht-Unterschiede bei kleinen Kindern anscheinend stärker ausgeprägt als bei Erwachsenen, obwohl es nur relativ wenige vergleichende Studien dazu gibt. Schließlich sind aufgrund von Ergebnissen intravenöser Infusionsversuche, bei denen sich nur geringe oder gar keine zirkadianen Rhythmen der Clearance zeigten [47–49, 60–62, 66, 68] (siehe Tabelle III), die Tag-Nacht-Unterschiede eher das Ergebnis zeitlicher Schwankungen der Absorption des Pharmakons als seiner Clearance; allerdings hält eine Gruppe [60] letztere für die wichtigere.

Die Chronopharmakokinetik von Theophyllin und Tag-Nacht-Unterschiede in der Wirkung

Es ist gegenwärtig ein Hauptanliegen der pharmazeutischen Industrie, Theophyllinprodukte zur zwei- oder sogar einmaligen Verabreichung pro Tag zu entwickeln, die einen dauerhaften Theophyllinblutspiegel innerhalb des festgesetzten therapeutischen Bereichs von 10–20 μg/ml möglichst über den gesamten Zeitraum von 24 Stunden gewährleisten. Das Hauptgewicht lag dabei auf dem Blutspiegel, zum Teil wegen der verfügbaren Dosis-Wirkungsdaten (Theophyllinblutspiegel – Atemwegsdurchgängigkeit) [69, 70], und weil Zulassungsbehörden den Wirkungsnachweis lieber ausschließlich am Blutspiegel als an pharmakodynamischen Daten ablesen.

Die Möglichkeit eines verschiedenen Dosis-Wirkungsverhältnisses für Theophyllin am Tage und bei Nacht ist noch nicht völlig geklärt, obwohl indirekte Beweise dafür vorliegen. Die Befunde einer früher veröffentlichten Studie von Berg et al. [71], die allerdings nicht diese Zielsetzung hatte, deuten an, daß die Wirkung eines NRT auf die bronchialen Strömungsverhältnisse tagsüber stärker ausgeprägt sein kann als während der Nacht. Kyle [40] beobachtete, daß die Wirkung eines NRT-Präparates (Theolair®, Riker) auf den maximalen PEF stärker ausgeprägt war und länger anhielt, wenn es am frühen Nachmittag gegen 13.00 Uhr gegeben wurde, im Gegensatz zu Verabreichungen um 7.00, 19.00 oder 1.00 Uhr. Wir kamen kamen zu ähnlichen Ergebnissen [72]. Unsere Arbeitsgruppe fand, daß die mit Hilfe des PEF gemessene mittlere Atemwegsdurchgängigkeit bei einer Gruppe von 13 tagsüber aktiven asthmatischen Kindern tagsüber, nach Verabreichung von TheoDur® um 8.00 Uhr, sehr viel stärker war als nachts nach Gabe des Medikaments um 20.00 Uhr. Der Tag-Nacht-Unterschied der durchschnittlichen PEF-Werte dieser Patienten hängt vielleicht mit einem entsprechenden Zeitunterschied im Theophyllinblutspiegel zusammen. Wenn dies auch als Erklärung angeboten wurde, ist es doch schwer zu akzeptieren, daß der über 24 Stunden gemessene Konzentrationsunterschied zwischen minimalem und maximalem Theophyllinspiegel von durchschnittlich 4 µg/ml *allein* verantwortlich für die PEF-Amplitude zwischen Morgen und Nacht von annähernd 25% sein soll. Im Gegensatz zu diesen Ergebnissen mit NRT und den zweimal täglich zu verabreichenden TR-Präparaten stehen neuere Ergebnisse von Reinberg et al., die ein einmal pro Tag zu verabreichendes TR-Präparat untersuchten [37]. Bei einer Gruppe von tagsüber aktiven erwachsenen Asthmatikern verhinderte das TR-Präparat Armophyllin® (Armour/Frankreich) die nächtliche Abnahme der Atemwegsdurchgängigkeit, wenn es für mehrere Tage um 20.00 Uhr eingenommen wurde. Die Wirkung war beträchtlich schwächer, wenn diese Patienten bei anderer Gelegenheit dieselbe Dosis sieben Tage lang morgens um 8.00 Uhr einnahmen. Darüber hinaus korrelierte der Theophyllinserumspiegel statistisch signifikant mit PEF ($r = 0.86$), wenn Armophyllin nachts eingenommen wurde; das war nicht der Fall, wenn es einmal pro Tag um 8.00 gegeben wurde.

Die Ergebnisse von Untersuchungen bei asthmatischen Patienten, die synthetische Corticosteroide zu verschiedenen Zeiten innerhalb von 24 Stunden bekamen, sind ebenfalls relevant für die Diskussion von Tag-Nacht-Unterschieden in der Pharmakodynamik von Bronchodilatatoren. Bei akuten Studien mit Einmalbehandlung war der PEF bei tagsüber aktiven asthmatischen Kindern deutlicher gebessert, wenn Methylprednisolon einmal täglich um 13.00 Uhr injiziert wurde, als wenn die Injektionen um 7.00, 19.00 oder 1.00 Uhr erfolgten [74]. Auch bei tagsüber aktiven Asthmatikern, die eine Woche lang ihre größte Dosis eines synthetischen Corticosteroids um 8.00 Uhr bekamen und eine zweite niedrigere Dosis um 15.00 Uhr, war der Durchschnitts-PEF-Wert über 24 Stunden statistisch signifikant größer, als wenn sie während einer zweiten Woche die niedrigste Dosis immer noch um 15.00 Uhr, die größte jedoch um 20.00 Uhr erhielten [37]. Die Befunde lassen erkennen, daß die Empfindlichkeit der Atemwege für die bronchodilatatorische Wirkung *synthetischer Corticosteroide* sich je nach dem zeitlichen Einnahmeschema des Medikamentes ändert, d. h. 8.00 Uhr (große Dosis) und 15.00 Uhr (kleine Dosis) gegenüber 15.00 Uhr (kleine Dosis) und 20.00 Uhr (große Dosis). Dieser Unterschied in der Wirkung ist *keine* Funktion der gesamten Tagesdosis, da jeder Patient während der Untersuchung täglich die gleiche Menge des Pharmakons erhielt; es wurde lediglich der Zeitpunkt der Verabreichung der großen Dosen variiert. Die Befunde, die mit dem einmal täglich zu verabreichenden TR gewonnen wurden [73], lassen an die Möglichkeit einer zirkadianen Änderung der Pharmakodynamik von Theophyllin abhängig vom Dosierungsschema denken. Bis jetzt liegen jedoch noch nicht genügend Untersuchungen darüber vor, um diese Schlußfolgerung mit Sicherheit ziehen zu können.

Es ist ferner interessant, daß große chronobiologische Untersuchungen über das Auftreten von unerwünschten Nebenwirkungen durch Theophyllin bei

Patienten noch nicht durchgeführt wurden. Untersuchungen an Nagetieren haben ergeben, daß Theophyllinnebenwirkungen zirkadian schwanken. Cambar [76] berichtete zum Beispiel, daß die durch dieses Medikament bei Ratten hervorgerufene Diurese stark davon abhängt, zu welchen Zeitpunkten es verabreicht wird. Die diuretische Wirkung von Theophyllin ist am schwächsten, wenn es um 8.00 Uhr (dem Beginn der Ruhezeit des Nagetiers), und am stärksten, wenn es um 20.00 Uhr (dem Beginn der Aktivitätsphase) verabreicht wird. Kyle et al. [77] fanden einen zirkadianen Unterschied in der Mortalität bei intraperitonealen Theophyllininjektionen. In zwei Experimenten war die Empfindlichkeit von Mäusen am größten (80% Gesamtmortalität) nach Injektionen um 13.00 oder 17.00 Uhr, entsprechend der mittleren bis späten Phase der Tagesruhe bei diesen Nachttieren. Bei Mäusen, die die Injektionen um 3.00 und um 7.00 Uhr erhielten, entsprechend der mittleren bis späten Phase der nächtlichen Aktivität, betrug die Gesamtmortalität im Gegensatz dazu nur 10% bis 25%. Falls diese Befunde auf den Menschen übertragen werden können, würde dies bedeuten, daß die Empfindlichkeit von tagsüber aktiven Patienten gegenüber den toxischen Effekten von Theophyllin wahrscheinlich im mittleren bis späten Stadium der Nachtruhe größer ist als während aktiver Betätigung bei Tage. Abgesehen von subjektiven Aussagen, daß Nebenwirkungen häufiger am Morgen vorkommen [55], wurde jedoch relativ wenig darüber veröffentlicht.

Theophyllin Retard einmal täglich (ET)

In den letzten Jahren bestand ein wachsendes Interesse an der Wirksamkeit von ET zu verabreichenden TR-Präparationen zur Behandlung des nächtlichen Asthmas [78]. Mit der Entwicklung und Verschreibung solcher Darreichungsformen sollte zum Teil eine bessere Patienten-Compliance für Theophyllin erzielt werden. Zur Zeit gibt es Meinungsverschiedenheiten darüber, wann – morgens oder abends – die verschiedenen ET-TR-Präparate am besten eingenommen werden sollten. Die meisten pharmazeutischen Firmen und Untersucher [66, 73, 79–81] empfehlen die Einnahme am Abend zur Erzielung der besten therapeutischen Wirkung. Andererseits wurde jedoch ein amerikanisches Produkt, Theo-24® (Searle) [82] nur für die morgendliche Einnahme zugelassen. Ungeachtet der Merkmale der einzelnen ET-Darreichungsformen besteht ihr Ziel gewöhlich darin, einen ausreichenden Theophyllinblutspiegel über Nacht zu gewährleisten, um nächtliche Asthmaanfälle zu verhindern.

Die meisten ET-TR-Präparate müssen noch speziell im Hinblick auf ihre zirkadiane Chronopharmakokinetik oder Chronopharmakodynamik überprüft werden. Wir untersuchen gegenwärtig zwei verschiedene ET-TR-Präparate,

Armophyllin® (Armour), das in Frankreich verkauft wird, und Theo-24® (Searle), das in den USA auf dem Markt ist. Nach Ergebnissen einer vor kurzem abgeschlossenen Studie ähnelt die Chronopharmakokinetik von Armophyllin jenen normalen TR-Präparaten, die zweimal täglich verabreicht werden müssen [38, 73]. Bei einer Gruppe von 8 tagsüber aktiven erwachsenen Asthmatikern wurden nach Verabreichung eines ET-TR-Präparates um 8.00 Uhr die Maximalkonzentration früher erreicht und höhere Theophyllinserumspiegel erzielt, als wenn es um 20.00 Uhr gegeben wurde. Ähnliche Befunde wurden von Strauch et al. [66] für hohe Dosen von Theo-Dur berichtet, das als ET-TR verabreicht wurde. Nach Behandlung um 8.00 Uhr wurden maximale Konzentrationen im Vergleich mit einer Verabreichung um 22.00 Uhr schneller erreicht. Des weiteren ergaben sich statistisch signifikante Unterschiede bei der prozentualen Schwankung des Theophyllinserumspiegels und dem Maximum-Minimum-Unterschied, abhängig von der zeitlichen Verabreichung des Medikamentes; beide waren stärker ausgeprägt nach Behandlung mit einem ET-TR-Präparat um 22.00 Uhr. Bei noch laufenden Untersuchungen an 6 tagsüber aktiven asthmatischen Kindern ist unsere Erfahrung mit der amerikanischen Darreichungsform ganz anders. Bei diesem Präparat scheinen die Brioverfügbarkeit und die Pharmakokinetik stark zu schwanken, je nachdem, ob es um 8.00, 15.00 oder 21.00 Uhr eingenommen wird. Das zuverlässigste kinetische Profil ergibt sich, wenn Theo-24 morgens eingenommen wird. Obwohl es bekannt ist, daß der Zeitpunkt der Mahlzeiten und deren Zusammensetzung die Pharmakokinetik dieses ET-TR-Präparates beeinflussen [82, 83], so scheint auch eine klare chronopharmakokinetische Abhängigkeit zu bestehen.

Ungleiche Dosierungsschemata von TR

Für klassisch Geschulte, also solche, deren biologische Ausbildung ausschließlich auf der Theorie der Homöostase basierte, erscheint ein Behandlungsschema am logischsten, nach dem gleiche Dosen in gleichen Intervallen während der Wachperiode verabreicht werden. Einige Chronobiologen, die im Gegensatz dazu zirkadiane Rhythmen in Betracht ziehen, haben z. B. bei hormonalen Funktionen Schemata zur Hormonsubstitution entwickelt, nach denen während 24 Stunden ungleiche Dosen verabreicht werden. Das trifft zu für die klinische Behandlung der Nebennierenrindeninsuffizienz, die am besten zu behandeln ist, wenn entweder zwei Drittel oder drei Viertel der gesamten Tagesdosis gegen 7.00 Uhr genommen werden und der Rest beim Abendessen oder beim Schlafengehen [84].

In gewissen Fällen kann es unsinnig sein, Patienten drei- oder viermal täglich in gleichen Abständen und gleichen Dosen, z. B. mit den Mahlzeiten und beim

Schlafengehen, zu behandeln in der Annahme, daß damit konstante Blutspiegel des Pharmakons über den gesamten Zeitraum gewährleistet sind [27–29]. Das kann nämlich auch gefährlich sein [30]. Bei Krankheiten, deren Symptome und Schweregrad sich mit der Zeit ändern, z. B. wie beim Asthma innerhalb von 24 Stunden, kann der Medikamentenbedarf am Tage und in der Nacht völlig verschieden sein. Bei nächtlichem Asthma könnten die Patienten von einem ungleichen Dosierungsschema profitieren, bei dem abends, wenn die Dyspnoe gewöhnlich schwerer ist, höhere Dosen von Theophyllin oder einem anderen Bronchodilatator genommen werden als morgens oder nachmittags, wenn die asthmatische Dyspnoe schwächer ist. Man muß sich deshalb darauf konzentrieren, dem nächtlichen Abfall der Atemwegsdurchgängigkeit vorzubeugen und nächtliches Asthma zu bekämpfen, ohne toxische Arzneimittelwirkungen in Kauf zu nehmen.

Postma et al. [85], berichteten, daß Patienten mit chronischer Atemwegsobstruktion auf ungleiche Terbutalin-Dosen von 5 mg morgens (8.00 Uhr) und 10 mg abends (22.00 Uhr) besser ansprachen. Reinberg et al. [75] fanden ebenfalls eine ungleiche Dosierung synthetischer Corticosteroide mit der größten Dosis am Morgen am nützlichsten für asthmatische Patienten. Was Theophyllin selbst angeht, so sind nur relativ wenige Veröffentlichungen über eine ungleiche Dosierung bekannt. Thuresson et al. [67] verglichen eine gleichbleibende Dosierung von TheoDur® (Draco/Schweden) mit je 300 mg um 8.00 Uhr und um 20.00 Uhr mit einem ungleichen Dosierungsschema aus 200 mg um 8.00 Uhr und 400 mg um 20.00 Uhr. Hinsichtlich der kritischen nächtlichen Zeitspanne zwischen 23.00 und 7.00 Uhr, während der sich die Dyspnoe gewöhnlich verschlechtert, ergaben sich keine statistisch signifikanten Unterschiede in der Serumtheophyllinkonzentration zwischen den beiden Behandlungsschemata einer Gruppe von 12 gesunden Versuchspersonen, die im steady state untersucht wurden. Kaukel et al. [64] behandelten 12 Patienten mit obstruktiven Lungenkrankheiten mit einem neuen Aminophyllin-Präparat, in dem Theophyllin in mikropelletierter Form vorliegt (Byk Gulden/Konstanz), nach einem ungleichen Dosierungsschema. Danach wurden 500 mg Theophyllin abends um 22.00 Uhr und die Hälfte der abendlichen Dosis morgens verabreicht. Der mittlere nächtliche steady-state-Spiegel betrug 13 µg/ml und tagsüber etwa 10,5 µg/ml. Die Patienten dieser Studie waren älter, im Durchschnitt 69 Jahre, und es kann angenommen werden, daß sie eine relativ lange Theophyllin-Halbwertszeit haben. Es wurden noch mehr Studien durchgeführt [86, 87], aber es werden noch solche an Patienten benötigt, die Theophyllin rascher metabolisieren, um das Konzept ungleicher Theophyllindosen für Aminophyllin in Mikropelletform umfassend beurteilen zu können. In anderen Kapiteln dieses Tagungsberichtes werden neue Ergebnisse der Chronotherapie des nächtlichen Asthmas mit ungleichen Theophyllindosen beschrieben.

Zusammenfassung

Asthma, eine Krankheit mit chronischem Verlauf, ist gekennzeichnet durch nächtliche Exazerbation. Zu seiner Behandlung wurde bis heute eine Vielfalt von bronchodilatatorischen Mitteln entwickelt. Theophyllin wird als der Eckpfeiler der Asthmatherapie angesehen [88]. Gegenwärtig ist Theophyllin in verschiedenen Formen auf dem Markt erhältlich. Nicht retardierte Theophyllin (NRT)-Präparate müssen mehrmals täglich verabreicht werden. Theophyllin-Retard (TR)-Präparate brauchen nur zweimal täglich im Abstand von 12 Stunden eingenommen zu werden; bei einigen TR-Präparaten genügt sogar die täglich einmalige Einnahme. Wenn man berücksichtigt, daß der Schweregrad des Asthmas bei ein und derselben Person im Laufe der Zeit stark schwankt (innerhalb von 24 Stunden, Wochen, Menstruationszyklen und Jahren) und daß der Schweregrad zwischen den einzelnen Patienten variiert, dann ist es in der Tat von großem Vorteil, eine solch breite Palette von Theophyllinpräparaten zur Behandlung des Asthmas zur Verfügung zu haben. Die Behandlung mit Theophyllin kann optimiert werden, wenn man einerseits die Chronopathologie (nächtliches Auftreten) des Asthmas und andererseits die Chronopharmakologie der auf dem Markt erhältlichen Darreichungsformen von Theophyllin berücksichtigt. Für gewisse Patienten mag NRT angemessen sein; bei der Mehrheit der Patienten ist wahrscheinlich TR am besten geeignet. Bei Verwendung von letzterem werden manche Patienten am besten mit gleichbleibender Dosierung in Abständen von 12 Stunden behandelt. Anderen mag eine ungleiche Theophyllindosierung mit Verabreichung der Hauptdosis am Abend am meisten nützen, und für einige Patienten könnte es richtig sein, nur jeden Abend ein TR-Präparat zu nehmen. Für die Klinik empfehlen wir, daß die Patienten den PEF selbst überprüfen, um bestimmen zu helfen, wann welches Theophyllin- und/oder andere bronchodilatatorische Präparate am besten eingenommen werden [9]. Wir sind der Ansicht, daß die zirkadianen Aspekte des Asthmas nicht nur das nächtliche Auftreten der Dyspnoe erklären, sondern daß sie auch von fundamentaler Bedeutung sind für eine angemessene Behandlung der Krankheit mit Theophyllin und anderen Mitteln.

Literatur

[1] Smolensky, M. H., A. Reinberg, J. T. Queng: The chronobiology and chronopharmacology of allergy. Ann. Allergy **47** (1981) 234–252.

[2] Prevost, R. J., M. H. Smolensky, A. Reinberg et al.: Circadian rhythm of respiratory distress in asthmatic, bronchitic and emphysemic patients. In: Recent Advances in the Chronobiology of Allergy and Immunology, pp. 237–250. Hrsg. M. H. Smolensky, A. Reinberg, J. P. McGovern. Pergamon Press, Oxford 1980.

[3] Reinberg, A., J. Ghata, E. Sidi: Nocturnal asthma attacks; their relationship to the circadian adrenal cycle. J. Allergy **34** (1963) 323–330.

[4] Reinberg, A., J. Ghata, E. Sidi: Circadian variations in the activity of the adrenal cortex and the nocturnal exacrebation of asthma. Ann. Endocrin. **24** (1963) 452–459.

[5] Mascia, M.: Evaluation of night coughing in asthmatic children. J. Asthma Dis. **5** (1968) 163–169.

[6] Marsh, H.: Diurnal course of efficiency. Arch. phil. psy. Methods **7** (1906) 9.

[7] Smolensky, M. H., F. Halberg: Circadian rhythm in airway patency and lung volumes. In: Chronobiology in Allergy and Immunology, pp. 117–138. Hrsg.: J. P. McGovern, M. H. Smolensky, A. Reinberg. C. C. Thomas, Springfield, Illinois 1977.

[8] Hetzel, M. R., T. J. H. Clark: Comparison of normal and asthmatic circadian rhythms in peak expiratory flow rate. Thorax **35** (1980) 732–738.

[9] Halberg, F., E. A. Johnson, W. Nelson et al.: Autorhythmometry – procedures for physiologic self-measurements and their analysis. Physiology Teacher **1** (1972) 1–11.

[10] Nelson, W., Y. L. Tong, J. K. Lee et al.: Methods for cosinor rhythmometry. Chronobiologia **6** (1979) 305–323.

[11] Chaumont, A. J., A. Laporte, Nicolai et al.: Adjustment of shift workers to a weekly rotation (Study 1). In: Chronobiological Field Studies of Oil Refinery Workers, pp. 27–42. Hrsg.: A. Reinberg. Chronobiologia, Suppl. 1 (1979).

[12] Halberg, F., A. Reinberg, A. Reinberg: Chronobiologic serial sections gauge circadian rhythm adjustments following transmeridian flight and life in novel environment. Waking Sleeping **1** (1977) 259–279.

[13] DeVries, K., J. T. Goei, H. Booy-Noord et al.: Changes during 24 hours in the lung function and histamine hyperreactivity of the bronchial tree in asthmatic and bronchitic patients. Int. Arch. Allergy **20** (1962) 93–101.

[14] Tammeling, G. J., K. DeVries, E. W. Kruyt: The circadian pattern of the bronchial reactivity to histamine in healthy subjects and in patients with obstructive lung disease. In: Chronobiology in Allergy and Immunology, pp. 139–150. Hrsg.: M. H. Smolensky, A. Reinberg and J. P. McGovern. C. C. Thomas, Springfield, Illinois 1977.

[15] Reinberg, A., P. Gervais, M. Morin et al.: Rythme circadien humain du seuil de la response bronchique a l'acetylcholine. C. R. Acad. Sci. (Paris) **272** (1971) 1879–1881.

[16] Reinberg, A., P. Gervais, M. Morin et al.: Cincadian rhythms in the threshold of bronchial response to acetylcholine in healthy and asthmatic subjects. In: Chronobiology, pp. 174–178. Hrsg.: L. E. Scheving, F. Halberg, J. E. Pauly. Igaku Shoin Ltd., Tokyo, Japan 1974.

[17] Gervais, P., A. Reinberg, C. Gervais et al.: Twenty-four-hour rhythm in the bronchial hyperreactivity to house dust in asthmatics. J. Allergy Clin. Immunol. **59** (1977) 207–213.

[18] Reinberg, A.: Hours of changing responsiveness and susceptibility. Perspect. Biol. Med. **11** (1967) 111–128.

[19] Lee, R. E., M. H. Smolensky, C. S. Leach et al.: Circadian rhythms in the cutaneous reactivity to histamine and selected antigens including phase relationship to urinary cortisol excretion. Ann. Allergy **38** (1977) 231–236.

[20] McGovern, J. P., M. H. Smolensky, A. Reinberg: Circadian and circamensual rhythmicity in cutaneous reactivity to histamine and allergenic extracts. In: Chronobiology in Allergy and Immunology, pp. 79–116. Hrsg.: J. P. McGovern, M. H. Smolensky, A. Reinberg. C. C. Thomas, Springfield, Illinois 1977.

[21] Barnes, P., G. FitzGerald, M. Brown et al.: Nocturnal asthma and changes in circulating epinephrine, histamine and cortisol. N. Engl. J. Med. **303** (1980) 263–266.

[22] Barnes, P. J.: Nocturnal asthma: Mechanisms and treatment. Br. Med. J. (Clin. Res.) **288** (1984) 1397–1398.

[23] Barnes, P. J.: Autonomic control of the airways and nocturnal asthma. In: New Perspectives in Theophylline Therapy, pp. 5–12. Hrsg.: M. Turner-Warwick, J. Levy. Royal Society of Medicine International Congress Symposium 78, London 1984.

[24] Smolensky, M. H., J. P. McGovern: Circadian rhythms in chronic obstructive pulmonary disease. In: Sustained Release Theophylline and Nocturnal Asthma, pp. 1–17. Hrsg.: A. Isles, P. von Wichert. Excerpta Medica, Amsterdam 1985.

[25] Hetzel, M. R.: The pulmonary clock. Thorax **36** (1981) 481–486.

[26] Gaultier, Cl., A. Reinberg, J. Gerbeaux et al.: Circadian changes in lung resistance and dynamic compliance in healthy and asthmatic children. Effects of two bronchodilators. Respirat. Physiol. **31** (1975) 169–182.

[27] Reinberg, A., M. H. Smolenksy: Circadian changes of drug disposition in man. Clin. Pharmacokin. **7** (1982) 401–420.

[28] Reinberg, A.: Clinical chronopharmacology. An experimental basis for chronotherapy. In: Biological Rhythms and Medicine, pp. 211–263. Autoren: A. Reinberg, M. H. Smolensky. Springer-Verlag, New York 1983.

[29] Reinberg, A., F. Levi, M. H. Smolensky: Chronopharmacocinétique clinique. J. Pharmacol. (Paris), **15**, Suppl. 1 (1984) 95–124.

[30] Smolensky, M. H., A. Reinberg: The chronotherapy of corticosteroids: practical applications of chronobiologic findings to nursing. Nurs. Clin. North Am. **11** (1976) 609–620.

[31] Lévi, F., C. LeLouarn, A. Reinberg,: Chronotherapy of osteoarthritic patients: Optimization of indomethacin sustained release (ISR). Ann. Rev. Chronopharmacol. **1** (1984) 345–348.

[32] Hrushesky, W., F. Lévi, B. J. Kennedy: Cis-diamminedichloroplatinum (DDP) toxicity to the human kidney reduced by circadian timing. Proc. Am. Doc. Clin. Oncol. **21** (1980) C45.

[33] Hrushesky, W. J. M.: Circadian timing of cancer chemotherapy. Science **228** (1985) 73–75.

[34] Wehr, T. A., J. C. Gillin, F. K. Goodwin: Sleep and circadian rhythms in depression. In: Sleep Disorders: Basic and Clinical Research, pp. 195–225. Hrsg.: M. Chase, E. Weitzman. Spectrum Publications, Inc., New York 1983.

[35] Wehr, T. A., F. K. Goodwin, A. Wirz-Justice et al.: 48-hour sleep-wake cycles in manic-depressive illness. Arch. Gen. Psychiatry **39** (1982) 559–565.

[36] Johnsson, A., B. Pflug, W. Engelmann et al.: Effect of lithium carbonate on circadian periodicity in humans. Pharmakopsych. Neuropsychopharmakol. **12** (1979) 423–425.

[37] Okudaira, N., D. F. Kripke, D. J. Mullaney: Theophylline delays human sleep phase. Life Sc. **34** (1984) 933–938.

[38] Reinberg, A., F. Pauchet, M. Smolensky et al.: Once a day (0800 vs 2000) theophylline dosing (~ 10 mg/kg/24 h; 8 days) does not shift the circadian acrophase of 5 physiologic variables in 8 adult subjects. Chronobiologia, in press.

[39] Smolensky, M. H., P. H. Scott, D. Albright et al.: Theophylline does not alter the staging of circadian rhythms. In preparation.

[40] Kyle, G. M., M. H. Smolensky, L. G. Thorne et al.: Circadian rhythm in the pharmacokinetics of orally administered theophylline. In: Recent Advances in the Chronobiology of Allergy and Immunology, pp. 95–111. Hrsg.: M. H. Smolensky, A. Reinberg, J. P. McGovern. Pergamon Press, Oxford, England 1980.

[41] Lesko, L. J., D. Brousseau, A. T. Canada et al.: Temporal variations in trough serum theophylline concentrations at steady state. J. Pharm. Sci. **69** (1980) 357–359.

[42] Nakano, S., H. Watanabe, K. Nagai et al.: Time-of-day effect on theophylline kinetics following oral dosing with aminophylline. IRCS Med. Sci. **10** (1982) 798–799.

[43] Decourt, S., F. Fodor, B. Flouvat et al.: Pharmacokinetics of theophylline in night-workers. Br. J. Clin. Pharmacol. **13** (1982) 567–569.

[44] Pradalier, A., J. Dry, B. Flouvat et al.: Pharmacocinétique de la théophylline et rythme nycthéméral. Pathol. Biol. (Paris) **30** (1982) 851–854.

[45] Taylor, D. R., D. Duffin, C. D. Kinney et al.: Investigation of diurnal changes in the disposition of theophylline. Br. J. Clin. Pharmacol. **16** (1983) 413–416.

[46] Kelly, H. W., S. Murphy: Efficacy of a 12-hour sustained-release preparation in maintaining therapeutic serum theophylline levels in asthmatic children. Pediatrics **66** (1980) 97–102.

[47] Isles, A. F., P. H. Scott, E. Tabachnik et al.: Circadian variation in theophylline disposition in asthmatic children. In: Drug Metabolism in the Immature Human, pp. 241–247. Hrsg.: L. F. Soyka, G. P. Redmond. Raven Press, New York 1981.

[48] Scott, P. H., E. Tabachnik, S. MacLeod et al.: Sustained-release theophylline for childhood asthma: evidence for circadian variation of theophylline pharmaceutics. J. Pediatr. **99** (1981) 476–479.

[49] Kramer, W. G., P. H. Scott, M. H. Smolensky et al.: Circadian rhythms in steady-state theophylline pharmacokinetics in children. Clin. Pharmacol. Ther. In preparation.

[50] Simons, F. E. R., G. H. Luciuk, K. J. Simons: Sustained-release theophylline for treatment of asthma in preschool children. Am. J. dis. Child. **136** (1982) 790–793.

[51] Primrose, W. R.: Asthma at night. Lancet. **I** (1983) 927.

[52] Primrose, W. R.: Variation in theophylline levels following morning or evening administration. Ann. Rev. Chronopharmacol. **1** (1984) 85–88.

[53] Reed, R. C., H. J. Schwartz: Circadian variation in trough theophylline concentrations. Drug Intell. Clin. Pharm. **17** (1983) 444.

[54] Coulthard, K. P., D. J. Birkett, D. R. Lines et al.: Bioavailability and diurnal variation and absorption of sustained release theophylline in asthmatic children. Eur. Clin. Pharmacol. **25** (1983) 667–672.

[55] Birkett, D. J., K. P. Coulthard, D. R. Lines et al.: Twenty-four hour monitoring of plasma theophylline concentrations in children and adults treated with a sustained release preparation. In: Sustained Release Theophylline, a Biopharmaceutical Challenge to a Clinical Need, pp. 147–154. Hrsg.: F. W. H. M. Merkus, L. Hendeles. Excerpta Medica, Amsterdam, Holland 1983.

[56] Samaan, S. S., R. W. Fox, S. C. Bukantz et al.: Proc. Northeast Reg. Allergy Ass. **4** (1983) 279–283.

[57] Samaan, S., R. Fox, S. C. Bukantz et al.: Comparison of diurnal and nocturnal theophylline disposition. Ann. Rev. Chronopharmacol. **1** (1984) 69–72.

[58] Jonkman, J. H. G., W. J. V. Van der Boon, L. P. Balant et al.: Chronopharmacokinetics of theophylline after sustained release and intravenous administration to adults. Eur. J. Clin. Pharmacol. **26** (1984) 215–225.

[59] St.-Pierre, M., S. Leeder, M. Spino et al.: Circadian variation in theophylline absorption. Ann. Rev. Chronopharmacol. **1** (1984) 81–84.

[60] Straughn, S., M. Meyer, A. Golub et al.: A chronopharmacokinetic model for controlled-release formulations. Ann. Rev. Chronopharmacol. **1** (1984) 93–96.

[61] Isles, A. T., M. St.-Pierre, M. Spino et al.: Circadian variation in theophylline disposition. In: Sustained Release Theophylline in the Treatment of CRAO, pp. 91–97. Hrsg.: J. H. G. Jonkman, J. W. Jenne, F. E. R. Simons. Excerpta Medica, Amsterdam, Holland 1984.

[62] MacLeod, S., A. Isles, N. Spino et al.: Sustained release theophyllines: the significance of circadian variation in disposition. Sustained Release Theophylline, a Biopharmaceutical Challenge to a Clinical Need, pp. 136–146. Hrsg.: F. W. H. M. Meskus, L. Hendeles. Excerpta Medica, Amsterdam, Holland 1983.

[63] Segrestaa, J. M., R. Dahan, D. Houlbert et al.: Chronocinétique en état stationnaire d'une théophylline à libération prolongée. Thérapie **39** (1984) 633–637.

[64] kaukel, E., G. Koppermann, Ch. Schrumm: Atemw. Lungenkrkh. **10** (1984) 68–73.

[65] Rogers, R. J., A. Kalisker, M. B. Wiener et al.: Inconsistent absorption from a sustained-release theophylline preparation during continuous therapy in asthmatic children. J. Pediatr. **106** (1985) 496–501.

[66] Straughn, A. B., M. C. Meyer, A. L. Golub et al.: Administration of Theo-Dur® once daily vs twice daily. In: Sustained Release Theophylline and Nocturnal Asthma, pp. 116–124. Hrsg.: A. F. Isles, P. von Wichert. Excerpta Medica, Amsterdam 1985.

[67] Thuresson, S.-O., K. Friberg, G. Atzén et al.: Unequal divisions of daily doses of theophylline: A pharmacokinetic study. In: Sustained Release Theophylline and Nocturnal Asthma, pp. 125–134. Hrsg.. A. F. Isles, P. von Wichert. Excerpta Medica, Amsterdam 1985.

[68] Giacona, N., A. T. Elvin, R. Seligsohn et al.: Diurnal variation in theophylline elimination. Drug Intell. Clin. Pharm. **17** (1983) 452.

[69] Mitenko, P. A., R. J. Ogilvie: Rational intravenous doses of theophylline. N. Engl. J. Med. **289** (1973) 600–603.

[70] Racineux, J. L., J. Troussier, A. Turcant et al.: Comparison des effects bronchodilatateurs du salbutamol et de la théophylline. Bull. Eur. Physiopathol. Respir. **17** (1981) 799–806.

[71] Berg, W. C., J. H. G. Jonkman, K. DeVries et al.: Multi-dose comparative study of microcrystalline theophylline and choline theophyllinate. Curr. Res. Med. Opin. **6**, Suppl. 6 (1979) 64–70.

[72] Smolensky, M. H., R. Harrist, P. H. Scott et al.: A chronobiologic evaluation of a sustained-release theophylline compound. In: Toward Chronopharmacology, pp. 225–233. Hrsg.: R. Takahashi, F. Halberg, C. A. Walker. Pargamon Press, Oxford, England 1982.

[73] Reinberg, A., F. Pauchet, F. Ruff et al.: Once a day (morning versus evening) sustained release theophylline in allergic asshma (Armophylline®). Chronobiologia. In press.

[74] Reinberg, A., F. Halberg, C. Falliers: Circadian timing of methylprednisolone effects in asthmatic boys. Chronobiologia **1** (1974) 333–347.

[75] Reinberg, a., P. Gervais, M. Chaussade et al.: Circadian changes in effectiveness of corticosteroids in eight patients with allergic asthma. J. Allergy Clin. Immunol. **71** (1983) 425–433.

[76] Cambar, J., C. Toussaint, F. Lemoigne et al.: Circadian rhythm in the diuretic effects of theophylline. In: Recent Advances in the Chronobiology of Allergy and Immunology, pp. 129–136. Hrsg.: M. H. Smolensky, A. Reinberg, J. P. McGovern. Pergamon Press, Oxford, England 1980.

[77] Kyle, G. M., M. H. Smolensky, J. P. McGovern: Circadian variation in the susceptibility of rodents to the toxic effects of theophylline. Chronopharmacology, pp. 239–244. Hrsg.: A. Reinberg, F. Halberg. Pergamon Press, Oxford, England 1979.

[78] Barnes, P. J., A. P. Greening, L. Neville et al.: Single dose slow-release aminophylline at night prevents nocturnal asthma. Lancet **I** (1982) 299–301.

[79] Jaffé, G. V., J. J. Grimshaw: Uniphyllin paediatric Unicontin® tablets in childhood asthma. In. New Perspectives in Theophylline Therapy, pp. 49–54. Hrsg.: M. Turner-Warick, J. Levy. Royal Society of Medicine Internal Congress Symposium 78, London 1984.

[80] Nolte, D.. Experience with a single evening dose of theophylline in patients with chronic obstructive airways disease. In: New Perspectives in Theophylline Therapy, pp. 175–179. Hrsg.: M. Turner-Warick, J. Levy. Royal Society of Medicine Internal Congress Symposium 78, London 1984.

[81] Kunkel, G., L. Jusuf: Theoretical and practical aspects of circadian rhythm for theophylline therapy. In: New perspectives in Theophylline Therapy, pp. 149–155. Hrsg.: M. Turner-Warick, J. Levy. Royal Society of Medicine Internal Congress Symposium 78, London 1984.

[82] Karim, S.: Theophylline with food: Theo-24. Am. Pharmacol. **NS25** (1985) 4–5.

[83] Hendeles, L., W. Weinberg, G. Milavetz et al.: Food-induced „dose-dumping" from a once-a-day theophylline product as a source of theophylline toxicity. Chest **87** (1985) 758–765.

[84] Reinberg, A., J. Ghata, F. Halberg et al.: Treatment schedules modify circadian timing in human adrenocortical insufficiency. In: Chronobiology, pp. 168–173. Hrsg.: L. E. Scheving, F. Halberg, J. E. Pauly. Igaku Shoin Ltd., Tokyo 1974.

[85] Postma, D. S., G. H. Költer, H. Meurs et al.: Slow release terbutaline in nocturnal bronchial obstruction: relation of terbutaline dosage and blood levels with circadian changes in peak flow values. Ann. Rev. chronopharmacol. **1** (1984) 101–104.

[86] Kunkel, G., J. Schupp, K. Borner: Dosistitrationsstudie mit Theophyllinathylendiamin an Patienten mit obstruktiven Lungenerkrankungen. Therapiewoche, **31** (1981) 33.

[87] Kunkel, G., J. Schupp, K. Borner et al.: Studies on the action of theophylline with special reference to circadian rhythm. Br. J. Clin. Pract. Suppl. **23** (1980).

[88] Weinberger, M.: The pharmacology and therapeutic use of theophylline. J. Allergy Clin. Immunol. **73** (1980) 525–540.

Mastzellfunktion und zirkadianer Rhythmus

G. Kunkel, D. Herold

Die nächtliche Atemnot bei Patienten mit obstruktiven Atemwegserkrankungen, gleich welcher Genese, ist für jeden mit diesen Krankheitsbildern befaßten Arzt ein charakteristisches Symptom. Obwohl bereits im 17. Jahrhundert [15] die erste genaue klinische Beschreibung erfolgte, ist die exakte Pathophysiologie dieses Phänomens bis heute noch nicht ganz geklärt. Erst 1980 konnte Barnes et al. [5] zeigen, daß das „Nocturnal Asthma" offenbar mit zirkadianen Schwankungen des Adrenalin-, Histamin- und Cortisolgehaltes des Blutes zusammenhängt. Diese Ergebnisse legen die Vermutung nahe, daß bestimmte Konstellationen von biochemischen Mediatoren und Hormonen notwendig sind, um zu einer bestimmten Tages-Nachtzeit die Bronchien bevorzugt zur Dilatation bzw. Kontraktion kommen zu lassen.

Die Regulation des bronchomotorischen Tonus ist von einer Vielzahl von Einzelfaktoren abhängig, die mit unterschiedlicher Gewichtung an immunologisch und nicht-immunologisch ausgelösten Atemwegsobstruktionen beteiligt sind.

Dabei handelt es sich um:

1. Hormone,
2. Mediatoren,
3. neurale Faktoren,
4. zelluläre Faktoren,
5. humorale Faktoren.

Im Zentrum der Betrachtung steht hierbei die Mastzelle, da über diese Zelle alle Faktoren Einfluß auf die letztendlich entscheidende Mediatorfreisetzung nehmen. In Abb. 1 sind die bestehenden Beziehungen grafisch dargestellt.

Es bleibt zu fragen, welche dieser Faktoren biologische Rhythmen aufweisen und somit an der Entstehung des Symptoms des „Nocturnal Asthma" mitbeteiligt sind.

1. Hormone

Hier ist insbesondere der seit langem bekannte Cortisolrhythmus von großem Interesse. Das Minimum der Cortisolsekretion liegt etwa um Mitternacht,

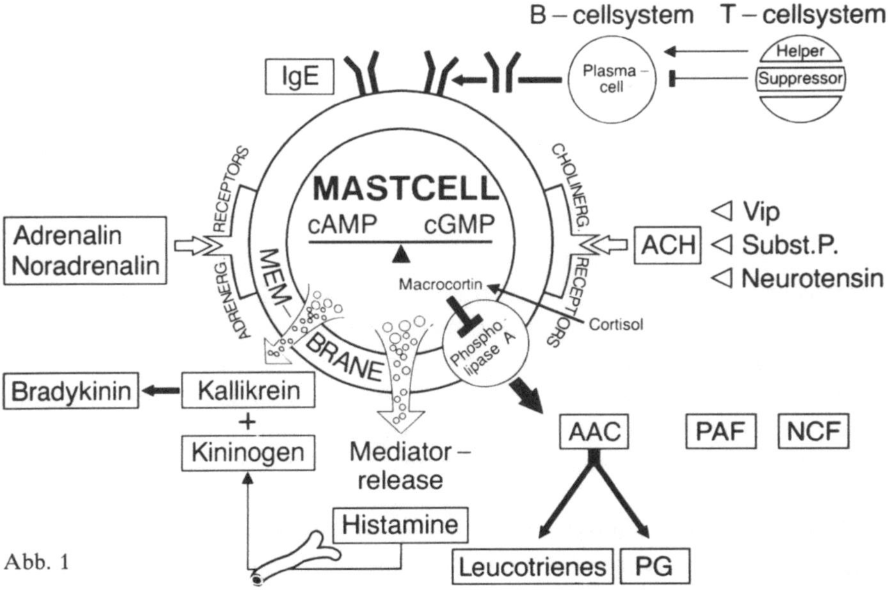

Abb. 1

steigt im Laufe der folgenden Stunden an und erreicht sein Maximum in den Morgenstunden etwa um 8 Uhr. Das Symptom „nächtliches Asthma" unterliegt einer doch recht ausgeprägten interindividuellen Varianz und tritt am häufigsten zwischen 2 und 6 Uhr morgens auf. Barnes et al. [5] konnten bei gleichzeitiger Messung von Cortisol, Adrenalin und Histamin aufzeigen, daß gerade während dieser kritischen Zeit die Cortisolproduktion im Ansteigen begriffen ist, während gleichzeitig hohe Histamin- und niedrige Adrenalinserumspiegel nachweisbar waren. Diese Konstellation begünstigt das Auftreten der Bronchokonstriktion. Theoretisch wäre, wenn diese Hypothese stimmt, die maximale Bronchokonstriktion jedoch zum Zeitpunkt der niedrigsten Cortisolsekretionsrate zu erwarten, was jedoch nicht der Fall ist. Dies legt die Vermutung nahe, daß weitere an dem Regulierungsprozeß beteiligte Faktoren involviert sind und die von Barnes erhobenen Befunde nur eine Teilerklärung darstellen. Cortisol ist über die Beeinflussung der Mastzelle (Histaminfreisetzung) und der Beta-Rezeptoren maßgeblich an der Syntheserate der Metaboliten des Arachidonsäurestoffwechsels über Macrocortin beteiligt. Ferner übt es eine Regulationsfunktion auf die zellulären Elemente wie B- und T-Zellen (Helfer- und Suppressorzellen) aus.

2. Mediatoren

Hierbei ist zwischen präformierten und neu-generierten Mediatoren zu unterscheiden (siehe Tab. 1).

Tabelle 1

Präformierte Mediatoren:

a) Histamin
b) NCF (Neutrophile chemotactic factor (Atkins et al. [3])
c) ECFA (Eosinophile chemotactic factor of anaphylaxis) möglicherweise identisch oder nahe verwandt mit Leucotrien B 4 (Czarnetzki [12])

Neu-generierte Mediatoren

a) Kallikrein-Kinin-System (Bradykinin) (Kunkel [21]; Brenner [9]; Proud et al. [32]),
b) PAF (platelet activating factor (Benveniste [8]),
c) Metaboliten des Arachidonsäurestoffwechsels: Prostaglandin (PGE, PGF), Prostacyclin (PGI), Thromboxan, Leukotriene (B 4/C 4/D 4) Dawson et al. [14]; Murphy et al. [30].

Histamin

Histamin kann entweder direkt über H1- und H2-Rezeptoren oder auf dem Umweg über einen cholinergen Vagus-Reflex [22, 29] auf die glatte Bronchialmuskulatur einwirken. Die direkte Wirkung (hier H1-Rezeptoren) verursacht eine Verschiebung des cAMP-cGMP-Index zugunsten von cGMP. Damit wird eine Bronchokonstriktion begünstigt. Die Wirkung erfolgt über die Entstehung eines Calcium-Calmodulin-Komplexes, der das inaktive Enzym Myosinkinase aktiviert. Dies wiederum führt zu einer Phosphorylierung des Myosin und damit zur Kontraktion der glatten Muskulatur [2].

Darüber hinaus verursacht Histamin auch die Entstehung einer unspezifischen bronchialen Hyperreagibilität ähnlich wie Prostaglandin F2-Alpha und Serotonin [18, 39]. Barnes et al. [5] konnten für Histamin im Serum von Patienten mit Atemwegsobstruktion die höchsten Histaminspiegel in den Morgenstunden um 4 Uhr nachweisen. Ferner fand sich eine deutliche Rhythmik verteilt über 24 Stunden. Dieser Befund konnte inzwischen indirekt über die antigen-induzierte und totale Histaminfreisetzung aus basophilen Granulozyten sensibilisierter Patienten bestätigt werden. Hierbei fand sich in den Morgenstunden ein deutlich geringerer Histamingehalt der Granulozyten als zu den übrigen Tageszeiten, ein gleicher Befund war für die antigen-induzierte Histaminfreisetzung nachzuweisen [17, 23], was Rückschlüsse auf eine erhöhte nächtliche Spontanfreisetzung zuläßt.

NCF (Neutrophile Chemotactic factor) und ECFA (Eosinophile chemotactic factor of anaphylaxis

Die chemotaktische Aktivität insbesondere für eosinophile und neutrophile Granulozyten konnte in Blasenflüssigkeit und im venösen Blut sowohl nach

Antigenprovokation als auch nach Kälteurtikariaprovokation nachgewiesen werden [36, 37]. Wenn ECFA tatsächlich mit LTB_4 identisch ist, so läge ein neugenerierter Mediator vor.

Für NCF konnte ein Anstieg nach Bronchialprovokation mit Ragweed-Antigen im Serum nachgewiesen werden [4]. Diese Faktoren spielen insbesondere bei der verzögerten allergischen Reaktion sowie bei der chronischen Entzündung eine Rolle. Untersuchungen über ein zirkadianes Verhalten dieser Faktoren liegen bisher nicht vor.

Kallikrein-Kinin-System (Bradykinin)

Immer wieder ist über die Rolle des Bradykinins als Mediator bei der allergischen Entzündungsreaktion diskutiert worden. Der Nachweis einer relevanten Beteiligung sowohl an der allergischen als auch an der nicht-allergischen Entzündungsreaktion ist allerdings erst kürzlich [32, 6] gelungen, wobei davon auszugehen ist, daß das zur Verfügung gestellte Kininogen aus dem Serum an die Schleimhautoberfläche transudiert [7] und dann mit dem dort vermutlich aus der Mastzelle ausgeschleusten Kallikrein Bradykinin bildet. Die Herkunft des Kallikreins ist allerdings noch nicht eindeutig bewiesen. Vermutlich wird die Aktivierung des Kallikrein-Klinin-Systems über die Histaminliberierung angestoßen, so daß diese Kaskade dann ablaufen kann. Ob bei diesem Vorgang Komplement involviert ist, ist noch nicht klar. Die Beteiligung des Bradykinins als Mediator konnte bisher nur für die allergische und nicht-allergische Rhinitis gezeigt werden. Da jedoch inhaliertes Bradykinin zur Auslösung von Asthma bronchiale führen kann [17], ist mit Sicherheit anzunehmen, daß es auch bei der Entzündungsreaktion der tieferen Atemwege eine Mediatorrolle einnimmt.

Untersuchungen, die eine zirkadiane Rhythmik der Bradykininkonzentration, z. B. in Sekreten, nachweisen, liegen bisher nicht vor.

Platelet activation factor (PAF)

Die PAF-Freisetzung durch IgE-abhängige Aktivierung von Kaninchen-Basophilen und menschlichen Mastzellen weist darauf hin, daß PAF die Rolle eines wichtigen Mediators bei der Sofort-Typ-Hypersensitivität einnimmt. Die PAF-Bildung wurde in menschlichen Neutrophilen, Thrombocyten, Mastzellen und Speicheldrüsengewebe nachgewiesen [10, 11]. Die spasmogene Wirkung von PAF ist im Vergleich zu Histamin länger und wird nicht durch H1-Antagonisten blockiert, auch wird die PAF-Wirkung nicht durch die Hemmung des Cyclooxygenase- oder Lipoxygenase-Abbauweges verstärkt. Die Freisetzung von PAF führt offenbar über die Thrombocyten-Aktivierung zu erhöhten Thromboxan A2-Spiegeln. Auch scheint PAF ähnlich wie „Slow reacting substance of anaphylaxis“ (Leukotriene) Proteasen (Tryptase) freizusetzen, die aus Serumkomplement Anaphylatoxin bilden können [34]. Untersuchungen über ein zirkadianes Verhalten von PAF liegen bisher nicht vor.

Produkte des Arachidonsäurestoffwechsels

Ausgangspunkt der Arachidonsäure sind die in der Zellmembran befindlichen Phospholipide, die durch Phosphalipase A2 in Arachidonsäure umgewandelt werden. Der Metabolismus der Arachidonsäure erfolgt über zwei Wege:

1. über den Cyclooxygenaseweg,
2. über den Lipoxygenaseweg.

Der Cyclooxygenaseweg führt zur Bildung der Prostaglandine. Das Hauptprodukt dieses Syntheseweges stellt PGD2 dar. Ferner werden noch PGE2 und PGF2 Alpha gebildet, die allerdings durch Antihistamine gehemmt werden können. Daraus kann abgeleitet werden, daß die Bildung von der Histaminfreisetzung abhängig ist [31]. Partiell trifft dies auch für Thromboxan A2 zu. Während PGD2 überwiegend von den Mastzellen freigesetzt wird, wird Thromboxan überwiegend aus den Thrombocyten und Lymphozyten freigesetzt, während Prostacyclin (PG I 2) überwiegend aus den Gefäßendothelzellen stammt. Thromboxan, Prostacycline und PGF 2 Alpha haben bronchokonstriktorische Eigenschaften während PGE 2 bronchodilatatorisch wirkt. Die Bestimmung der Endprodukte im Serum unter zirkadianem Aspekt hat ergeben, daß zwischen der Thromboxan-Bildung und der PGE 2-Bildung während der Nacht eine erhebliche Dissoziation bei Patienten mit obstruktiven Atemwegserkrankungen zugunsten des Thromboxans besteht, so daß die bronchokonstriktorische Wirkung während der Nacht überwiegt [24].

Die Biosynthese der *Leukotriene* erfolgt über den Lipoxygenaseweg. Als erstes wichtiges Zwischenprodukt entsteht LTA 4, das sofort zu LTB 4 (neu) oder zu LTC 4 und in Folge zu LTD 4 und LTE 4 (diese Abfolge entspricht der slow-reacting substance of anaphylaxis) umgewandelt wird [13]. LTB 4 hat starke neutrophil-chemotaktische Eigenschaften. In Anwesenheit von PGD 2 wird seine Wirkung verstärkt. Außerdem ist seine Mitwirkung beim Calciuminflux in die Zelle wahrscheinlich [35]. Ferner hat es eine geringe spasmogene Aktivität, die jedoch deutlich geringer ist als die der LTC 4-Reihe [28]. LTC 4, LTD 4 und LTE 4 führen zu einer Kontraktion der Atemwegsmuskulatur. Ihre spasmogene Aktivität ist weit höher als die von Histamin (bis zu 1000fach) und hält darüber hinaus wesentlich länger an [16]. Untersuchungen über die Leukotriene unter dem Aspekt der zirkadianen Rhythmik liegen bis heute nicht vor.

3. Neurale Faktoren

Die Regulation des bronchomotorischen Tonus erfolgt zum größten Teil über den Parasympathikus und das nicht-cholinerge und nicht-adrenerge System. Darüber hinaus sind an der Mastzelle cholinerge u. adrenerge Rezeptoren nachgewiesen worden, so daß die Einflüsse nicht nur direkt über die entsprechenden Strukturen des Bronchus (Muskelzelle) sondern auch indirekt über die Mediatorfreisetzung infolge des jeweiligen nervösen Inputs (cAMP-cGMP-Verhältnis) reguliert werden können. Folgende neurale Faktoren sind zu berücksichtigen:

1. Transmitter,
   a) Adrenalin-Noradrenalin
   b) Acetylcholin,
   c) VIP (vasoactive intestinal peptide),
   d) Substanz P
   e) Neurotensin
2. Neuro-Rezeptorbedingte Faktoren
   a) Rezeptorendichte,
   b) Rezeptorenfunktion,
   c) Adenylatcyclase (Phosphodiesterase, cAMP)

Adrenalin – als adrenerges Hormon – und Nor-Adrenalin als sympathische Transmitter spielen eine, wenn auch untergeordnete Rolle in der Regulation des bronchomotorischen Tonus, insbesondere Adrenalin und seine Derivate. Barnes et al. [5] konnten als erste nachweisen, daß die Adrenalin-Konzentration in den frühen Morgenstunden deutlich reduziert ist. Entsprechende Ergebnisse konnten von Lemmer [25] bei Tag-Nacht-synchronisierten Ratten für Nor-Adrenalin nachgewiesen werden.

Die parasympathische Überträgersubstanz Acetylcholin, ebenfalls an der Regulation des bronchialen Muskeltonus, insbesondere unter dem Aspekt der Reflexbronchokonstriktion, beteiligt, nimmt auch direkten Einfluß auf die cholinergen Rezeptoren der Targetzellen (Mastzelle, basophiler Granulozyt). Als direkter Antagonist des adrenergen Systems ist die Bilanzierung über cAMP-cGMP nicht nur für die direkte Muskelkontraktion, sondern auch für die Mediatorfreisetzung mitverantwortlich. Untersuchungen über ein zirkadianes Verhalten liegen bisher jedoch noch nicht vor.

VIP, Substanz P und Neurotensin als neurale Transmitter des nicht-adrenergen und nicht-cholinergen Systems gewinnen in den letzten Jahren zunehmend an Bedeutung. Ihre überwiegende physiologische Funktion scheint im Bereich der Versorgung der Peripherie zu liegen. Zirkadiane Rhythmen wurden bisher nicht nachgewiesen.

Für die rezeptorbedingten Faktoren gibt es Hinweise auf eine zirkadiane Abhängigkeit. Die Untersuchungen von Titinchi et al. [38] weisen darauf hin, daß bei Patienten mit Asthma bronchiale die rezeptorbedingten Faktoren in den Morgenstunden alteriert sind. Ähnliche Ergebnisse konnten Lemmer und Lang [26] am Rattenherzen in Abhängigkeit vom Tag-Nacht-Rhythmus nachweisen. Da die Technik beider Untersucher die Bindung, d. h. die Rezeptorendichte untersucht, ist anzunehmen, daß bei normaler Funktion zu den entsprechenden Zeiten durch die verminderte Rezeptorendichte eine geringere Ansprechbarkeit der Beta-Rezeptoren vorliegt. Dies müßte sich in einem Abfall der cAMP-Konzentrationen bemerkbar machen. In der Tat konnten von Lemmer et al. [27] am Rattenherzen zirkadiane Variationen für cAMP und auch für die Adenylcyclase sowie die Phosphodiesterase nachgewiesen werden. Diese Befunde sprechen dafür, daß die Ansprechbarkeit der Beta-Rezeptoren insgesamt während der Nachtstunden reduziert ist, und zwar auf Grund einer verminderten Beta-Rezeptoren-Anzahl. Dies bedeutet in der Konsequenz einen Abfall von cAMP mit einem Überwiegen von cGMP und damit Bronchokonstriktionsneigung.

4. Zelluläre Faktoren

Für die allergisch ausgelöste Atemwegsobstruktion sind insbesondere das T- und B-Zellsystem von Bedeutung. Als Vertreter für das T-Zellsystem liegen Untersuchungen über die T-Helfer und T-Suppressorzellen vor. So konnten Knapp und Pownall [20] ein Absinken der T-Helferzellen in den frühen Morgenstunden nachweisen. Die T-Suppressorzellen unterliegen keiner auffälligen Rhythmik. Zu ähnlichen Ergebnissen kamen ABO und Mitarb. [1], die in den frühen Morgenstunden für die Gesamtzahl im peripheren Blut, T-Zellen, B-Zellen und phagozytierenden Zellen eine deutliche Abnahme nachweisen konnten. Dies sind z. T. tierexperimentelle Untersuchungen oder Untersuchungen an Patienten mit rheumatischen Erkrankungen. Patienten mit obstruktiven Ventilationsstörungen wurden bisher nicht untersucht.

Untersuchungen über ein zirkadianes Mastzellenverhalten liegen bisher nicht vor, als Repräsentant im peripheren Blut wäre der basophile Granulozyt zu nennen, der unter Berücksichtigung der Gesamtgranulozytenzahl wahrscheinlich aber auch zirkadianen Rhythmen unterworfen ist.

5. Humorale Faktoren

In Abhängigkeit von diesen Befunden sind auch die Ergebnisse von Reinberg et al. [33] zu verstehen, die für Gesamt-Protein, Immunglobuline G, A und M

Tabelle 2 Übersicht bisher nachgewiesener Rhythmen Mastzell-beeinflussender Faktoren.

	Rhythmus	Min/Max. Konz. (ca. Uhrzeit)	
1. *Hormone:*			
Cortisol	+	24 h Min.	
2. *Mediatoren*			
Histamin (spontan)	+	4 h Max.	(M)
+ totale Freisetzung	+	4 h Min.	(M)
antigeninduzierte Freisetzung	+	4 h Min.	(M)
NCF	–		
ECF-A	–		
Bradykinin	–		
PAF	–		
PGE_2	+	4 h Min.	(M)
Prostacyclin	∅		(M)
PGF_2 Alpha	∅		
Thromboxan	+	4 h Max.	(M)
Leucotriene	–		
3. *Neurale Faktoren*			
Adrenalin	+	4 h Min.	(M)
Nor-Adrenalin	+	nachts Min.	(T)
Acetylcholin	–		
VIP	–		
Substanz P	–		
Neurotensin	–		
β-Receptor-Funktion	–	nachts Min.	(M, T)
β-Receptor-Dichte	+	nachts Min.	(T)
(cAMP)	+	nachts	(T)
(Adenylcyclase)	+	nachts	(T)
(Phosphodiesterase)	+	nachts	(T)
4. *Zelluläre Faktoren*			
Gesamt-Leukozyten	+	4 h Min.	(M)
Phagozyten	+	nachts Min.	(M)
Basophile Granulozyten	+?		
β-Lymphozyten	–		
T-Helfer	+	nachts Min.	(M)
T-Suppressor	∅		
Mastzelle	–		
5. *Humorale Faktoren*			
Gesamt-Protein	+	nachts Min.	(M)
IgA, M, G	+	nachts Min.	(M)
IgE	+	nachts Min.	(M)
spez. IgE	–		
block. AK	–		

\+ Rhythmus nachgewiesen
∅ Rhythmus nicht nachgewiesen
– Rhythmus nicht untersucht
erhoben am Menschen (M) oder Tier (T)

sowie Gesamt-IgE eine zirkadiane Rhythmik bei Patienten mit Asthma, Rhinitis und Urticaria nachweisen konnten. Auch hier findet sich eine signifikante Verminderung der genannten Parameter in den frühen Morgenstunden. Offenbar sind diese Veränderungen zeitverzögert von der Cortisolsekretion abhängig. Für weitere humorale Faktzoren (z. B. spezifisches IgE oder blockierende Antikörper) liegen bisher keine Untersuchungen vor, die auf eine zirkadiane Rhythmik Schlüsse zulassen können.

Zusammengefaßt kann festgestellt werden, daß sowohl für hormonelle Faktoren (Cortisolsekretion), Mediatoren sowie für neurale, zelluläre und humorale Faktoren zirkadiane Rhythmen nachweisbar sind. Die zeitliche Konstellation der mitgeteilten Befunde stellt das Symptom des „Nocturnal Asthma" als ein sehr komplexes Geschehen dar, das von allen Faktoren, die auf die Mastzelle einwirken, abhängig sein kann. Die Gewichtung der Einzelfaktoren wird in Abhängigkeit von der Genese des Krankheitsbildes (allergisch und nicht-allergisch) unterschiedlich sein, da die Steuerungsmechanismen für die einzelnen Krankheitsbilder eine verschiedene Relevanz aufweisen. Die bisher nachgewiesenen Rhythmen der beteiligten Faktoren sind in Tab. 2 zusammengefaßt.

Die vielfältigen Rhythmen, die für die obstruktive Ventilationsstörung von Bedeutung sind, müssen natürlich auch in den therapeutischen Bemühungen ihren Niederschlag finden. Unter Berücksichtigung dieser Rhythmen wird sich die therapeutische Einstellung dieser Patienten durch zeitliche Anpassung der Medikamenteneinnahme an diese Rhythmen besser erreichen lassen als mit den üblichen Therapieschemata.

Literatur

[1] Abo, T., T. Kawate, S. Hinuma et al.: The circadian periodicities of lymphocytes subpopulation and the role of corticosteroid in human beings and mice. Chronopharmacology. Eds.: Reinberg, A., F. Hallberg. Advances in Bio-Sciences, **19**, Pergamon Press, 1979.

[2] Adelstein, R. S., R. Eisenberg: Regulation and Kinetics of actine myosine-ATP-interaction N. Ann. Rev. Biochem. **49** (1980), 921.

[3] Atkins, P. C., M. Norman, H. Weiner: Release of neutrophile chemotactic activity during immediate Ann. Intern. Med. **86** (1976) 415.

[4] Atkins, P. C., M. Norman, H. Weiner et al.: Release of Neutrophile chemotactic activity during immediate hypersensitivity reactions in humans. Ann. Intern. Med. **86** (1977) 415.

[5] Barnes, P. J., G. A. Fitzgerald, M. Brown et al.: Nocturnal asthma and changes in circulating epinephrine, histamine and cortisol. New England, Journal of Medicine **303** (1980) 263.

[6] Baumer, F.-E., G. Kunkel: Kinin measurements in nasal washes from patients with allergic and non-allergic rhinitis. Intern. Congress of Allergy and Clinical Immunology, Washington 1985.

[7] Baumgartner, C. R., A. G. Togias, R. M. Naclerio et al.: Influx of Kininogens into nasal secretions following antigen challenge of allergic individuals. J. Clin. Invest. (1985) (in press).

[8] Benveniste, J.: Platelet-activating factor (PAF-acether) Behring-Inst. Mitt. 68 (1981) 92.

[9] Brenner, M.: Die Antibradykininwirkung verschiedener antiasthmatisch wirksamer Medikamente. Inaugural Dissertation, FU Berlin 1980.

[10] Clark, P. O., D. J. Hanahan, R. N. Pincard: Physical and chemical properties of platelet activating factor obtained from human neutrophiles and monocytes and rabbit neutrophiles and basophiles. Biochem. Biophys. Acta **628** (1980) 69.

[11] Cox, C. P., M. L. Wordlow, R. Jorgensen et al.: The presence of platelet activating factor (PAF) in normal human mixed salliva. J. Immun. **127** (1981) 46.

[12] Czarnetzki, B. M.: Der eosinophil- und neutrophil- und chemotaktische Faktor (ECF) aus menschlichen Granulozyten. Allergologie **5** (1982) 131.

[13] Dahlin, S. E., G. Hansson, P. Hedquvist et al.: Allergen challenge of lung tissue from asthmatics elicits bronchial contraction that correlates with the release of leucotrienes C4, D4 and A4. Proc. Natl. Acad. Sci. **80** (1983) 1712.

[14] Dawson, W., J. R. Boot, A. F. Cockrill et al.: Release of Prostaglandines and Thromboxans after immunological challenge of guinea-pig lung. Nature **262** (1976) 699.

[15] Floyer, J.: Asthma bronchiale. In. Schadewald, H. (Hrsg.). Geschichte der Allergie, Band 2, Dustri-Verlag, München 1980.

[16] Hanna, C. J., M. K. Bach, P. D. Pare et al.: Slow reacting substance (leucotrienes) contract human airway and pulmonary vascular smooth muscle invitro. Nature **290** (1981) 343.

[17] Herxheimer, H., E. Stresemann: The effect of Bradykinin aerosol in guinea-pigs and in man. J. Physiol. **158** (1961) 38.

[18] Islam, M. S., W. T. Ulmer: Prostaglandin F2 als Bronchokonstriktor. Resp. **31** (1974) 332.

[19] Jusuf, L.: Nächtliches Asthma bronchiale: Tageszeitliche Schwankungen der Histaminfreisetzung aus basophilen Granulozyten. Inaug. Dissertation, FU Berlin 1985.

[20] Knapp, M. S., R. Pownal: Lymphocytes are rhythmic: Is this important? Brit. Med. Journal **289** (1984) 1328.

[21] Kunkel, G.: Bradykinin, a mediator in bronchial asthma? Intern. Kinin-meeting, Ventura, USA 1983.

[22] Kunkel, G., R. Rudolph, B. Blohm et al.: Langzeitbehandlung obstruktiver Atemwegserkrankungen. Pharmakotherapie **5** (1981) 206.

[23] Kunkel, G., L. Jusuf: Theoretische und praktische Aspekte des circadianen Rhythmus für die Theophyllintherapie. Therapiewoche (1985) (in press).

[24] Kunkel, G., S. Nigam, D. Herold et al.: Arachidonic acid metabolites and their circadian rhythm in patients with allergic bronchial asthma. Internat. Congress Allergy and Clinical Immunology, Washington 1985.

[25] Lemmer, B., R. Weimer: Differences in the content and turn over of Nor-Adrenalin in rat heart atria and adventrical and circadian-phase dependency. Experiencia **39** (1983) 998.

[26] Lemmer, B., P. H. Lang: Circadian-phase dependency in (^{3}H)-Dihydroalprenolol binding to rat heart ventricular membrane. Chronobiol. Internat. **1**, **3** (1984) 217.

[27] Lemmer, B., P. H. Lang, H. Bissinger: Indications for circadian variations in cAMP-content, adenylatecyclase and phosphodiesterase activities in rat heart ventricels. Naunyn-Schmiedebergs Arch. Pharmacol. **325** (1984) R. 32.

[28] Lewis, R. A., E. J. Goetzel, J. M. drazen et al.: Functional characterization of synthetic leucotriene B4 and its stereo chemical isomeres. J. Exp. Med. **154** (1981) 1243.

[29] Mills, J. E., J. G. Widdicombe: Role of the vagus nerves in anaphylaxis and histamineinduced bronchoconstriction in guinea pigs. Brit. J. Pharmacol. **39** (1970) 724.

[30] Murphy, R. C., S. Hammerström, B. Samuelsson: Leucotriene: Slow reacting substance from human muscle cytomacell. Proc.: Natl. Acad. Sci. **76** (1979) 4275.

[31] Plathshou, L., M. Kaliner: The effect of the immunologic release of histamine upon human lung cyclic nucleotide levels and prostaglandine generation. J. Clin. Invest. **62** (1978) 1113.

[32] Proud, D., A. Togias, R. M. Naclerio et al.: Kinins are generated in vivo following nasal airway challenge of allergic individuals with allergen. J. Clin. Invest. **72** (1983) 1678.

[33] Reinberg, A., E. Schuller, J. Clench et al.: Circadian and cirannual rhythms of leucocytes proteines and immunglobulines. In: Chronopharmacology (Eds.: Reinberg, A., F. Hallberg). Advances in Bio-Sciences, **19**, Pergamon Press, 1979.

[34] Schwartz, L. B., K. F. Austen: Structure and function of the chemical mediators of mastcell. Prog. Allergy **34** (1984) 271.

[35] Serhan, c., J. Fridovich, E. J. Goetzel et al.: Leucotriene B4 and phosphatitic acids are calcium ionophores: studies employing orsemazo III in liposomes. J. Biol. Chem. **257** (1982) 4746.

[36] Soter, N. A., S. I. Wasserman, K. F. Austen: COLD-Urticaria: Release of histamine and ECFA during COLD-challenge. New Engl. J. Med. **294** (1976) 687.

[37] Ting, S., B. Zweiman, E. M. Lavker et al.: Invivo release of eosinophil chemotactic activity in human allergic skin reactions. J. Immun. **127** (1981) 557.

[38] Titinchi, S., N. Al Shamma, K. R. Patel et al.: Circadian variation in number and affinety of Beta-2-adrenoceptors in lymphocytes of asthmatic patients. Clin. Sci. **66** (1984) 323.

[39] Zimmermann, I., A. Bugalho de Almeida, W. T. Ulmer: Plasma-Histaminkonzentrationen im Verlauf wiederholter Antigenbelastung des broncho-pulmonalen Systems. Res. Exp. Med. **177** (1980) 91 und 101.

Rationelle Diagnostik beim hyperreagiblen Bronchialsystem

M. Debelić

Einleitung

Der erste intranasale und bronchiale Provokationstest mit Pollenallergenen ist über 100 Jahre alt [2]. Die Untersuchungen zur bronchialen Hyperreagibilität mit Mediatorsubstanzen (Acetylcholin und Histamin) erfolgten viel später, erst in den 40er Jahren dieses Jahrhunderts [8, 9, 38]. In den folgenden zwei Dezennien wurden nur einzelne Berichte über die bronchiale Reaktivität auf Inhalation von pharmakodynamischen Substanzen veröffentlicht. Erst mit der rasanten Entwicklung der Lungenfunktionsdiagnostik in den letzten Jahren nahm die Bedeutung der bronchialen Provokationstests mit pharmakodynamischen Substanzen zu. Die Literatur zu dem Thema ‚Bronchiale Hyperreagibilität' häuft sich heute bis ins Unüberschaubare und mehrere Tagungen wurden dieser Problematik gewidmet [3, 20, 22]. Die Prüfung der bronchialen Reagibilität durch inhalative Anwendung von pharmakodynamischen Substanzen hat zuletzt Eingang in die Routinediagnostik obstruktiver Atemwegserkrankungen gefunden [11, 14, 28, 32].

Seit vielen Jahren weiß man, daß viele Asthmakranke auf zahlreiche unspezifische Umweltreize wie Staub, Rauch, Gase, Dämpfe, Dünste, kalte oder feuchte Luft, Nebel, Sprays etc. mit einer akuten Bronchokonstriktion reagieren. Diese Eigenschaft am Bronchialsystem eines Asthmatikers hat dazu geführt, daß die bronchiale Hyperreagibilität als charakteristisches Merkmal des Bronchialasthmas in die Definition dieser Krankheit aufgenommen wurde [29, 32, 39]. Heute wissen wir sehr wohl, daß nicht nur echte Asthmatiker eine bronchiale Hpyerreagibilität aufweisen, sondern daß dieses unspezifische bronchiale Reizsyndrom auch bei einigen Patienten mit chronischer Bronchitis, allergischer Rhinitis, Kranken mit hartnäckigem Husten und auch bei einigen gesunden Personen vorkommt [4, 10, 15, 20, 22].

Definition

Die *bronchiale Hyperreagibilität* ist eine überschießend starke konstriktorische Reaktion der Bronchien und Bronchiolen auf verschiedene mechanische, thermische, chemische und pharmakologische Reize. Der Unterschied zu den Normalpersonen ist dabei in erster Linie *quantitativ,* da zumindest mit einigen dieser Stimuli (vor allem pharmakodynamischen Mediatorsubstanzen) auch bei Gesunden die gleiche bronchokonstriktorische Reaktion durch vielfältige Steigerung der Dosis erreicht werden kann.

Entsprechend den zahlreichen unspezifisch-irritativen Faktoren, die eine bronchiale Reaktion auslösen können, gibt es zur Prüfung der bronchialen Hyperreagibilität eine Reihe von bronchialen Provokationstests mit unterschiedlichen Stimuli. In der täglichen Routinediagnostik werden vor allem die pharmakodynamisch wirksamen Mediatoren Histamin und als Cholinergika Acetylcholin, Metacholin und Carbachol angewandt (Tab. 1). Die anderen unspezifischen bronchialen Provokationstests mit normaler oder isokapnischer Hyperventilation, Kaltluft, SO_2, Ozon, destilliertem Wasser als Ultraschallaerosol, Prostaglandinen u. a. werden vor allem in der Erforschung der Asthmamechanismen oder zur Prüfung der Wirksamkeit einzelner Medikamente eingesetzt. Die spezifischen bronchialen Provokationsproben mit Allergenen, Berufsnoxen und Medikamenten dienen vorrangig zur ätiologischen Diagnostik des Bronchialasthmas bzw. zur Klärung der klinischen Aktualität einzelner Sensibilisierung oder pseudoallergischer (anaphylaktoider) Reaktionen [12].

Tabelle 1 Die wichtigsten Reize, die zur Bestimmung der unspezifischen und spezifischen bronchialen Reagibilität als inhalativen Provokationstest angewandt werden.

Bronchiale Provokationstests	
Unspezifisch	*Spezifisch*
Histamin, Serotonin, Bradykinin, Prostaglandine, Leukotriene	Allergene
Acetylcholin, Metacholin, Carbachol	Medikamente
Körperliche Belastung (EIA)	Berufsnoxen
Kaltluft, SO_2, Destilliertes Wasser als Ultraschall	
Isokapnische oder natürliche Hyperventilation	
Kohlestaub, Zigarettenrauch u. a.	

Pathophysiologie und Klinik

Die genaue Ursache und die Mechanismen der bronchialen Hyperreagibilität konnten bisher nicht vollständig geklärt werden. Da die Regulation des bronchomotorischen Tonus mehreren zentral-nervösen, reflektorischen, humoralen und anderen Einflüssen unterliegt, sind bisher mehrere Mechanismen, die für eine erhöhte bronchiale Reagibilität verantwortlich sein könnten, ermittelt worden [20, 22, 26, 29, 34]. Die wichtigsten Mechanismen und Faktoren, die als zumindest Teilursache der bronchialen Hyperreagibilität diskutiert wurden, sind auf der Tabelle 2 aufgelistet.

Tabelle 2 Die wichtigsten pathophysiologischen Mechanismen und patomorphologischen Veränderungen, die als Ursache oder Teilursache der bronchialen Hyperreagibilität diskutiert werden.

Bronchiale Hyperreagibilität	
1. Bronchialepithelschädigung	6. Bronchialmuskulatur-Kontraktilität ↗
2. Mediatorfreisetzung ↗	7. Permeabilität des Bronchialepithels ↗
3. 'Irritant receptor' Empfindlichkeit ↗	8. H_1- und andere Rezeptoren Empfindlichkeit ↗
4. Beta-Rezeptoren Empfindlichkeit ↙	9. Genetische Faktoren
5. Vagus-Sympathikus Imbalance	10. Weitere Faktoren/mehrere zusammen

Die entscheidende Frage, ob die bronchiale Hyperreagibilität Ursache oder Folge des Bronchialasthmas ist, bleibt vorerst unbeantwortet. Ebenso ist bisher unklar, ob die unspezifische bronchiale Hyperreagibilität für die verzögerte oder Spätreaktion nach inhalativer Bronchialprovokation mit Allergenen verantwortlich zu machen ist oder ob sie die Folge dieser verzögerten allergischen Reaktion ist [5, 25].

Für die klinische Diagnostik bleibt jedoch die Beurteilung einer bronchialen Hyperreagibilität von großer Bedeutung. Die Indikation zur Prüfung der bronchialen Reagibilität zwecks Beurteilung, ob eine normale oder erhöhte bronchiale Antwort auf die erwähnten Stimuli besteht, ist zur Diagnosestellung und Beurteilung des Schweregrades bei einer chronischen oder rezidivierenden obstruktiven Atemwegserkrankung sehr wichtig.

Für die Prüfung der bronchialen Hyperreagibilität bestehen folgende *Indikationen* [11]:

1. Feststellung oder Ausschluß einer *asthmatischen Reaktionsweise* des Bronchialsystems, d. h. Diagnose eines Bronchialasthmas bei Patienten mit klinisch nicht eindeutiger Symptomatik im beschwerdefreien Intervall o. ä.;
2. Einstufung des *Schweregrades* eines Asthmas durch Bestimmung der individuellen bronchialen Reizschwelle auf den angewandten Stimulus;
3. Diagnose einer *bronchialen Hyperreagibilität* (unspezifisch-irritatives bronchiales Reizsyndrom, überempfindliches Bronchialsystem) bei Patienten ohne asthmatische Beschwerden, aber mit eventuellen anderen Symptomen im Bereich der Atmungsorgane oder auch bei gesunden Personen;
4. Kontrolle des *Behandlungserfolges* und prognostische Beurteilung der obstruktiven Atemwegserkrankung;
5. Untersuchung, Objektivierung und Beurteilung eines *berufsbedingten Bronchialasthmas* (gutachterliche Stellungnahme);

6. *Früherkennung* von bronchialer Hyperreagibilität und Selektionierung der Probanden hinsichtlich einer Berufswahl;
7. Erforschung und Differenzierung von *pathophysiologischen Mechanismen* des Asthmas und der bronchialen Obstruktion sowie ihrer pharmakodynamischen Beeinflussung durch verschiedene Medikamente (Prüfung von prophylaktischer und bronchodilatatorischer Wirksamkeit neuer Pharmaka);
8. besseres Verstehen der asthmatischen Bronchialreaktion und Unterteilung von Kranken in unterschiedliche Gruppen mit adäquaten diagnostischen und therapeutischen Konsequenzen.

Entsprechend der Indikation und Zielsetzung werden bei der Prüfung der bronchialen Reaktivität unterschiedliche Kriterien für die Durchführung, Beurteilung und Auswertung der Tests angelegt [16, 17]. Die klinischen Fragestellungen beziehen sich in der Regel auf die oben aufgeführten Punkte 1 und 2. Sie können mit einfachen und schnell durchführbaren Tests unter Anwendung von Histamin, Acetylcholin oder Metacholin als Provokationsinhalate genügend zuverlässig beantwortet werden [17].

Praktische Diagnostik

Für die Untersuchung der bronchialen Reagibilität werden in der täglichen klinischen Praxis Histaminphosphat, Acetylcholinchlorid, Metacholinchlorid und Carbacholchlorid angewandt. Histamin, Metacholin und Carbachol werden als wäßrige Stammlösungen, auf neutrales pH gepuffert, im Kühlschrank gelagert und die entsprechenden Verdünnungen werden kurz vor dem Gebrauch hergestellt. Acetylcholin wird als puverisierte Trockensubstanz aufbewahrt und vor dem Gebrauch rekonstituiert und in gewünschte niedrigere Konzentrationen verdünnt [31].

Die Lösungen werden mittels eines Inhaliergerätes angewandt. In BR Deutschland werden vorwiegend die Inhaliergeräte der Fa. Heyer, Pari und Bird benutzt. In unserer Klinik hat sich seit Jahren die Anwendung des Inhaliergerätes Prodomo der Fa. Heyer, Bad Ems bewährt [10, 13]. Dieser Inhalator ist mit einer Prallhelmdüse ausgestattet, die ein mittleres Tröpfchenspektrum des Aerosols von 2–5 μ erzeugt. Durch eine Ventilbedienung wird die Aerosolzerstäubung nur während der Inspirationsphase gewährleistet. Dadurch kann die verabfolgte Inhalatmenge zufriedenstellend bestimmt werden. Mehrere Faktoren bei der Erzeugung des Aerosols bestimmen die Deposition des Aerosols in den Atemwegen. Die Einzelheiten haben jedoch wenig praktische Bedeutung, da das Depositionsmuster und die exakte deponierte Menge des Inhalats nicht genug gut bekannt sind [17, 31]. Wichtiger ist, daß die Inhalation immer wieder mit dem gleichen Gerät erfolgt und die notwendigen Regeln der Inhalation bei ruhiger Atmung erfüllt werden [17, 33]. Nur so sind die Vergleiche bei ein und demselben Patienten sowie bei mehreren Probanden untereinander möglich.

Die bronchialen Provokationstests mit pharmakodynamischen Substanzen sollen zu einer festen Tageszeit – am besten morgens zwischen 8 und 10 Uhr – vorgenommen werden, um eine mögliche Einwirkung des zikardianen Rhythmus auf das Bronchialsystem bei vergleichenden Untersuchungen auszuschließen [30, 35]. Die Untersuchung beginnt mit der Bestimmung des Ausgangswertes der gewählten Lungenfunktionsprüfung. Darauf wird das gewählte Inhalat in steigender Dosierung zur Bestimmung einer Dosiswirkungskurve angewandt (Abb. 1). Die Untersuchung wird beendet, wenn die lungenfunktionsanalytischen Kriterien für eine positive Reaktion erfüllt sind oder der Patient die höchste Grenzdosis (die auch bei Gesunden noch keine Reaktion auslöst) inhaliert hat. Sie beträgt approximativ für Histamin und Metacholin 8 mg, für Acetylcholin 10 mg und für Carbachol 0,5 mg [24, 31]. Falls es zu einer starken bronchialen Reaktion mit für den Patienten beschwerlicher Atemnot kommt, wird diese durch die Inhalation eines Beta$_2$-Sympathikomimetikums (Salbutamol, Fenoterol, Terbutalin o. ä.) gelöst.

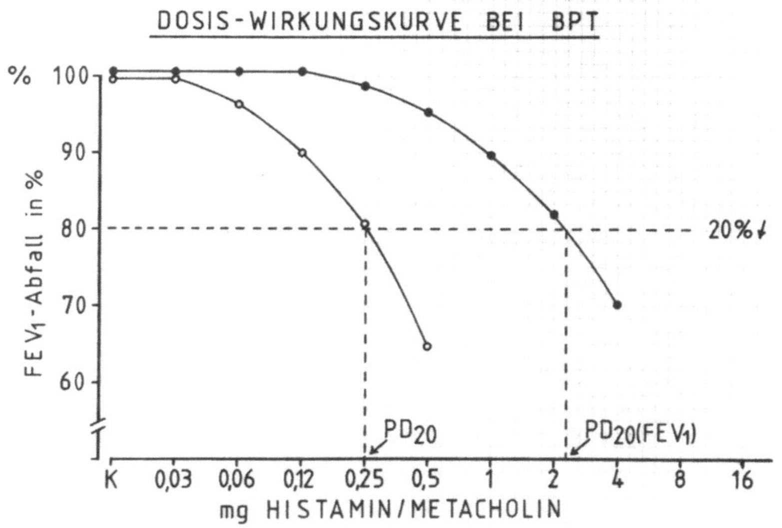

Abb. 1 Dosis-Wirkungskurve bei inhalativer Provokation mit Histamin in steigender Dosierung. PD_{20} = Provokationsdosis, die zu einem Abfall der 1-Sekunden-Kapazität (FEV_1) von 20% gegenüber dem Ausgangswert führt. ○—○ Patient mit starker bronchialer Hyperreagibilität (niedrige Histaminschwelle), ●—● Patient mit schwacher bronchialer Hyperreagibilität (hohe Histaminschwelle). BPT = Bronchialer Provokationstest

Die Erfassung der bronchialen Antwort kann mit allen üblichen Methoden der Lungenfunktionsprüfung, die zum Nachweis einer bronchialen Obstruktion geeignet sind, erfolgen. Die bronchiale Reaktion auf die Inhalation von Histamin und cholinergischen Substanzen tritt in der Regel sofort oder bald (1–3 Minuten) nach der Applikation auf. Nur in Ausnahmefällen und bei hohen Dosen des Mediators kommt es bei inhalativen Provokationstests mit pharmakodynamischen Substanzen zu einer verzögerten oder Spätreaktion nach 4–8 Stunden [37].

Tabelle 3 Die gebräuchlichen Lungenfunktionsmethoden und -parameter zur Erfassung der bronchialen Reaktion bei inhalativen Provokationstests mit Allergenen und pharmakodynamischen Substanzen (geordnet von einfacheren zu anspruchsvolleren Methoden)

1. Exspiratorischer Spitzenfluß (Peak exspiratory flow = PEF) und Pneumometrie (PMW)
2. Spirometrie (FEV_1 = 1-Sekundenkapazität, VK = Vitalkapazität, $FMF_{25-75\%}$ = forcierte mittelexspiratorische Flußrate)
3. Atemwegswiderstand gemessen oszillatorisch oder mittels Unterbrechermethode (Ros und Roc)
4. Fluß-Volumenkurven (insbesondere maximaler Fluß bei 50% der forcierten Vitalkapazität = $MEF_{50\%\,FVC}$)
5. Ganzkörperplethysmographie (R_{aw} = Atemwegswiderstand, G_{aw} = Atemwegsleitfähigkeit, IGV = intrathorakales Gasvolumen, SR_{aw} = spezifischer Atemwegswiderstand, SG_{aw} = spezifische Atemwegsleitfähigkeit)
6. Oesophagus-Kathetermethode mit Messung des Lungengesamtwiderstandes (R_L) und der Lungendehnbarkeit (dynamische Compliance = C_{dyn})

Auf Tabelle 3 sind die gebräuchlichsten Lungenfunktionsmethoden und Parameter zur Erfassung der bronchialen Reaktion bei inhalativen Provokationstests aufgeführt (geordnet von einfacheren zu anspruchsvolleren Methoden). In der täglichen Routinediagnostik haben sich insbesondere die spirometrische Messung der 1-Sekundenkapazität (FEV_1), des Atemwegswiderstandes mittels Unterbrecher- und Oszillationsmethode sowie ganzkörperplethysmographische Erfassung des Atemwegswiderstandes und der Atemwegsleitfähigkeit bzw. ihrer spezifischen Werte mit Einbeziehung des intrathorakalen Gasvolumens bewährt. Alle erwähnten Meßmethoden haben ihre Vor- und Nachteile, die sie bezüglich der einzelnen Kriterien für die klinischen Untersuchungsmethoden (Tab. 4) unterscheiden. Die atemmechanischen Überlegungen und nicht immer einheitliche Angaben über die Wertigkeit einzelner Tests müssen der Literatur entnommen werden [12, 15, 16, 18, 19, 31].

Die 1-Sekundenkapazität ist zur Erfassung der Obstruktion bei inhalativen Provokationstests weit verbreitet. Sie ist von der Anstrengung bzw. von der Mitarbeit des Patienten abhängig. Die Meßmethode ist aber einfach und sehr gut reproduzierbar [16, 23, 24]. Die mögliche Fehlerquelle durch eine

Tabelle 4 Beurteilungskriterien für klinische Untersuchungsmethoden und Tests

Beurteilungskriterien

1. Empfindlichkeit (sensitivity)	4. Durchführbarkeit (practicability)
2. Spezifität (specificity)	5. Zumutbarkeit (acceptability)
3. Reproduzierbarkeit (reproducibility)	6. Kosten-Nutzen Relation (costs)

Reflexbronchokonstriktion infolge der forcierten Exspiration (sog. Spirometerasthma) ist gut bekannt und leicht von den Untersuchern erkennbar. Zur Reaktionsbeurteilung wird bei der Anwendung der Dosiswirkungsbeziehung die Dosis angegeben, welche zu einer Änderung des FEV_1 um 20% gegenüber dem Ausgangswert geführt hat (PD_{20FEV_1}). Nötigenfalls muß man die PD_{20}-Dosis durch Interpolation errechnen [18, 28]. Für eine grobe Orientierung, ob eine bronchiale Hyperreagibilität vorliegt oder nicht, genügt in den meisten Fällen auch die Untersuchung des Patienten mit nur einer Konzentration des Mediators (z. B. Histaminlösung 1 mg/ml oder Acetylcholinlösung 5 mg/ml) unter Anwendung von steigender Atemzugszahl und dazwischen geschalteter spirographischer Messung. Wenn ein Abfall der FEV_1 von über 20% erreicht wird, ist der Test als positiv zu werten, wobei die approximativ angewandte Dosis nach dem verbliebenen Rest der Flüssigkeit in dem Zerstäuber errechnet werden kann [24].

Die Kriterien für die Beurteilung einer bronchialen Reaktion nach inhalativer Provokation, gemessen mit der Ganzkörperplethysmographie, werden in der Literatur nicht immer einheitlich angegeben. Der Atemwegswiderstand (R_{aw}) und der spezifische Atemwegswiderstand (SR_{aw}) sollen, um den Test als positiv zu beurteilen, mehr als 100% gegenüber dem Ausgangswert ansteigen [31]. Die spezifische Atemwegsleitfähigkeit (SG_{aw}) soll einen minimalen Abfall von 40% gegenüber den Ausgangswerten aufweisen [17]. Auf Tabelle 5 sind die minimalen prozentualen Änderungen eines Lungenfunktionsparameters nach Inhalation der pharmakodynamischen Substanzen gegenüber den Ausgangswerten angegeben, die den Test als positiv einstufen [17, 31].

Tabelle 5 Minimale Änderungen der Lungenfunktion nach inhalativer Provokationstestung, die als positiv für den Testausfall zu bewerten sind.

Test	prozentuelle Änderung von Ausgangs- und Kontroll-Werten
FEV_1	− 20%
$MEF_{50\% FVC}$	− 25%
PEF	− 25%
SG_{aw}	− 40%
Ros + Roc	+ 50%
Raw + SRaw	+ 100%

In der Abbildung 2, 3 und 4 sind Beispiele für positive inhalative Provokationstests mit Acetylcholin, objektiviert mit Spirometrie, Ganzkörperplethysmographie und oszillatorischer Atemwegswiderstandsmessung gegeben.

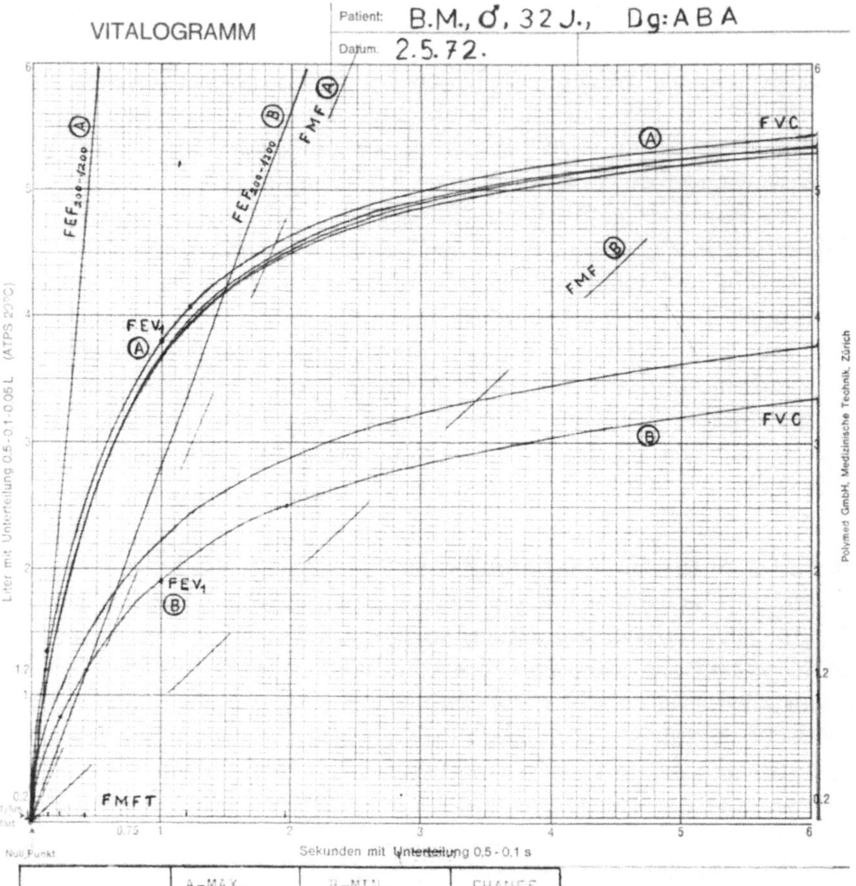

	A-MAX.	B-MIN.	CHANGE
FVC	5450	3350 ml	- 39 %
FEV_1	3600	1900 ml	- 50 %
FEV_1 %	70 %	57 %	- 19 %
$FEF_{200-1200}$	11	2.8 l/sec	- 74 %
FMF	2.45	0.98 l/sec	- 59 %
FMFT	1.06	1.54 sec	+ 31 %

A - before 1.0 % Acetylcholine Inhalation

B - after 1.0 % Acetylcholine Inhalation

Abb. 2 Positiver inhalativer Provokationstest mit 0,5 ml einer 1%-igen Acetylcholinlösung (= 5 mg) bei einem Patienten mit allergischem Bronchialasthma (ABA), erfaßt durch spirographische Messung der 1-Sekunden-Kapazität (FEV_1)

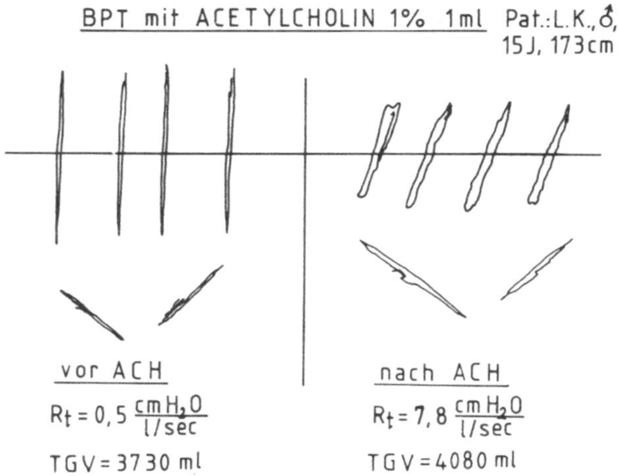

Abb. 3 Positiver bronchialer Provokationstest mit Acetylcholinaerosol, gemessen mittels Ganzkörperplethysmographie: deutlicher Anstieg des Atemwegswiderstandes (R_t) und des intrathorakalen Gasvolumens (TGV)

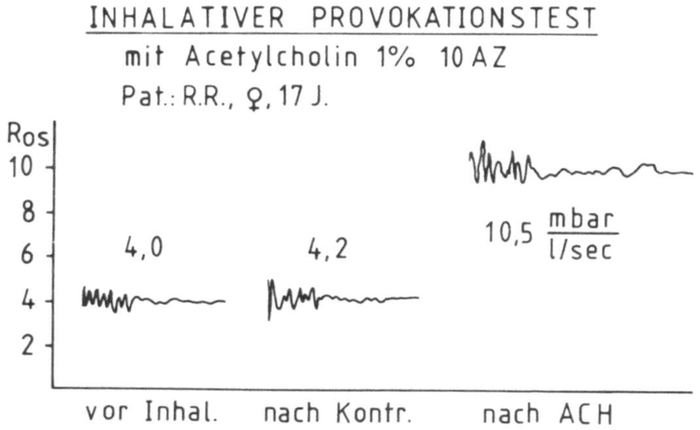

Abb. 4 Positiver inhalativer Provokationstest nach 10 Atemzügen (AZ) einer 1%-igen Acetylcholinlösung mit einem Anstieg des oszillatorisch gemessenen Atemwegswiderstandes (Ros) um mehr als das Zweifache von dem Ausgangswert

Kritische Beurteilung

Der Ausfall eines inhalativen Provokationstests ist von zahlreichen Faktoren, die über verschiedene Mechanismen auf die Atemwege einwirken, abhängig [16, 18]. Auf Tabelle 6 sind diese Faktoren zusammengefaßt. Dementsprechend muß darauf geachtet werden, daß die inhalativen Provokationstests möglicher-

Tabelle 6 Faktoren, die eine bronchiale Reaktion auf inhalative Applikation von pharmakodynamischen Substanzen und Allergenen beeinflussen können.

Faktor	*Änderung der bronchialen Antwort*
Aerosolerzeugung und Anwendung	Erhöhung oder Herabsetzung
Atmungsmuster	Erhöhung oder Herabsetzung
Medikamentenanwendung	Erhöhung oder Herabsetzung
Ausgangslage der Lungenfunktion	Potenzierung
Forcierte Exspiration	Potenzierung
Zikardianer Tagesrhythmus	Erhöhung oder Herabsetzung
Atemwegsinfekte und Grippeimpfung	Erhöhung
Rubeola Infektion oder Impfung	Herabsetzung oder Erhöhung
Allergenexposition	Erhöhung
Wiederholte Provokationen mit Allergenen oder Mediatoren	Erhöhung
Luftverschmutzung oder Exposition von physikalischen und chemischen Irritantien	Erhöhung
Immunotherapie	Erhöhung
Suggestion und psychische Einflüsse	Erhöhung oder Herabsetzung

Tabelle 7 Medikamente, die eine bronchiale Provokation mit Allergenen und pharmakodynamischen Substanzen beeinflussen können und die empfohlenen Zeitabstände, in denen diese Medikamente vor einer inhalativen Provokation nicht angewandt werden sollen (Karenzzeit).

Medikament	Karenz
Beta-Adrenergika (Sympathikomimetika) inhalativ und oral	12 Stunden
Anticholinergika	12 Stunden
DNCG (Dinatriumcromoglicicum)	8–12 Stunden
Theophyllin-Präparate	12 Stunden
Antihistaminika (H_1-Antagonisten)	48 Stunden
Kortikosteroide inhalativ	12 Stunden
Kortikosteroide oral (Dosen unter 20 mg Prednisolon)	kein sicherer Effekt

weise bei Patienten in einem beschwerde- und krankheitsfreien Intervall durchgeführt werden und die therapeutischen Maßnahmen Berücksichtigung finden (Tab. 7). Der Abbildung 5 ist zu entnehmen, in welchem Ausmaß unterschiedliche Ausgangswerte und eine intensive Pollenexposition an verschiedenen Tagen den relativen Abfall der 1-Sekundenkapazität (FEV_1) beeinflussen können.

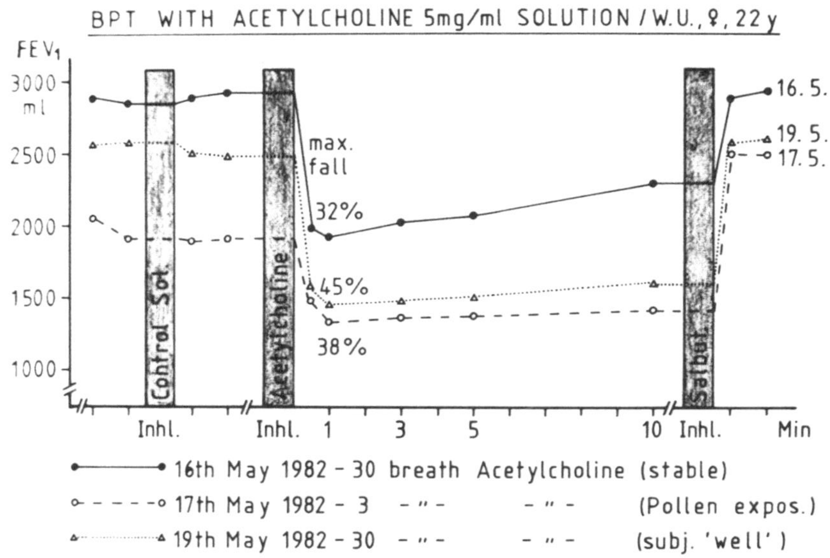

Abb. 5 Inhalative Provokationstests mit Acetylcholin bei einer Patientin mit allergischem Pollenasthma an 3 verschiedenen Tagen. Beachte die unterschiedlichen Ausgangswerte (Pollenexposition) und die um das Zehnfache verschiedene Acetylcholindosen, die eine annähernd gleiche Obstruktion (Abfall der FEV_1) auslösen

Von den auf Tabelle 4 aufgeführten Beurteilungskriterien hat insbesondere die Reprosuzierbarkeit des Tests eine große Bedeutung zur Beurteilung der bronchialen Reagibilität. Es ist bekannt, daß die individuelle Empfindlichkeitsschwelle auf eine bestimmte pharmakodynamische Substanz von Tag zu Tag bei ein und demselben Patienten variieren kann [18]. Das ist besonders wichtig, wenn die bronchialen Provokationstests zur vergleichenden Beurteilung von Medikamentenwirkungen oder bei einer gutachterlichen Stellungnahme herangezogen werden. In einer Untersuchung haben wir die Reproduzierbarkeit unserer Testmethode mit Histamin geprüft und eine nicht ideale, aber für die praktischen Belange ausreichend gute Korrelation gefunden (Abb. 6). Die untersuchten Patienten zeigten sowohl bei der ersten als auch bei der zweiten Untersuchung einen positiven Testausfall, allerdings mit etwas unterschiedlichen relativen Werten. Das dürfte jedoch für die Beurteilung der klinischen Situation keine große Rolle spielen. Es wäre wünschenswert, wenn alle Autoren die Reproduzierbarkeit ihrer angewandten Methode überprüfen würden, wie das in unserer Untersuchung und auch von Juniper et al. [23] der Fall war. (Abb. 6)

Die bisherigen Untersuchungen haben gezeigt, daß zwischen dem Ausfall der Tests mit unterschiedlichen bronchokonstriktorischen mediatorsubstanzen keine großen Unterschiede bestehen [6, 7]. In einer eigenen Untersuchung (Abb. 7) konnten wir ebenfalls zeigen, daß junge Asthmatiker sowohl bei

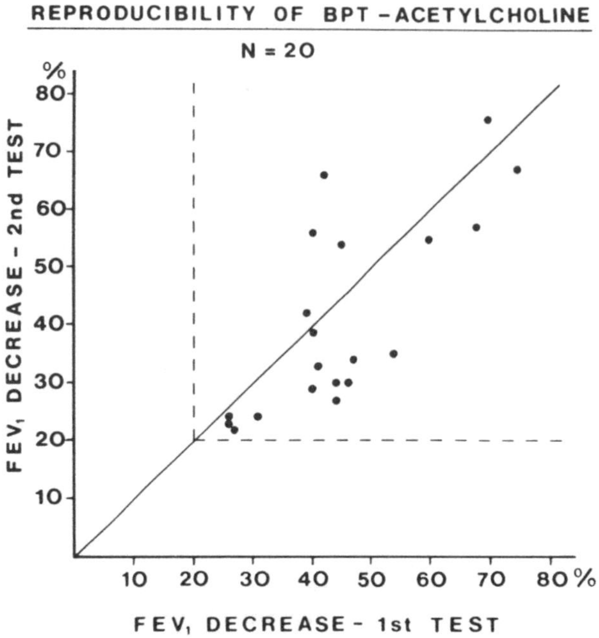

Abb. 6 Reproduzierbarkeit des bronchialen Provokationstests mit Acetylcholin (FEV_1-Abfall bei zwei Tests innerhalb 4 Tagen)

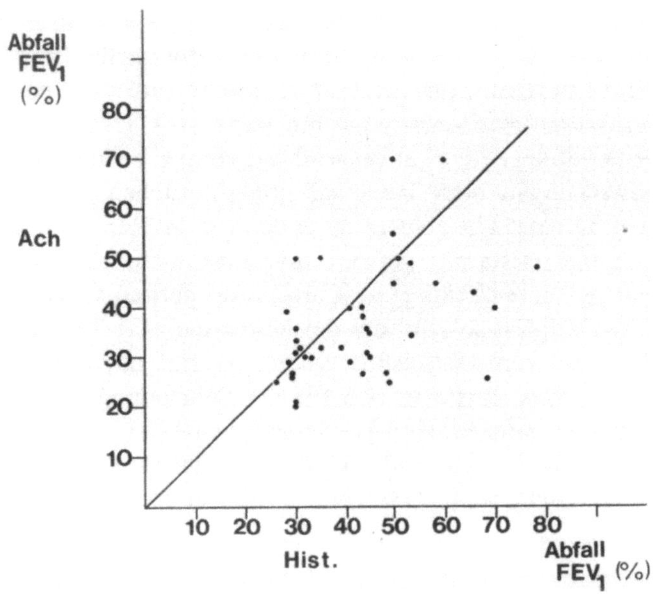

Abb. 7 Einzelne Bronchialreaktionen (als Abfall des FEV_1 in Prozenten des Ausgangswertes) nach inhalativer Provokation mit Histamin (Hist.) und Acetylcholin (Ach.) und ihre Korrelationen

(Abb. 6 u. 7) der bronchialen Provokation mit Histamin als auch mit Acetylcholin positiv reagieren [24]. Dieser Gesichtspunkt ist besonders wichtig, wenn Ergebnisse verschiedener Untersucher bei Patienten mit obstruktiven Atemwegskrankheiten verglichen werden.

Medikamentenprüfungen und Tagesschwankungen

Die Prüfung der brochialen Hyperreagibilität mittels inhalativer Provokationstests mit pharmakodynamischen Substanzen eignet sich auch zur Prüfung der prophylaktischen und therapeutischen Wirkung von Medikamenten mit protektiven und bronchodilatatorischen Eigenschaften [27, 40]. In Abbildung 8 ist die Protektive Wirkung von Ketotifen auf die histamininduzierte Bronchokonstriktion (doppelblindkontrollierte Studie) dargestellt [40]. Klinische Untersuchungen mit Anwendung eines Medikamentes nach mediatorinduzierter Bronchokonstriktion können die bronchodilatatorische Wirkung eines Pharma-

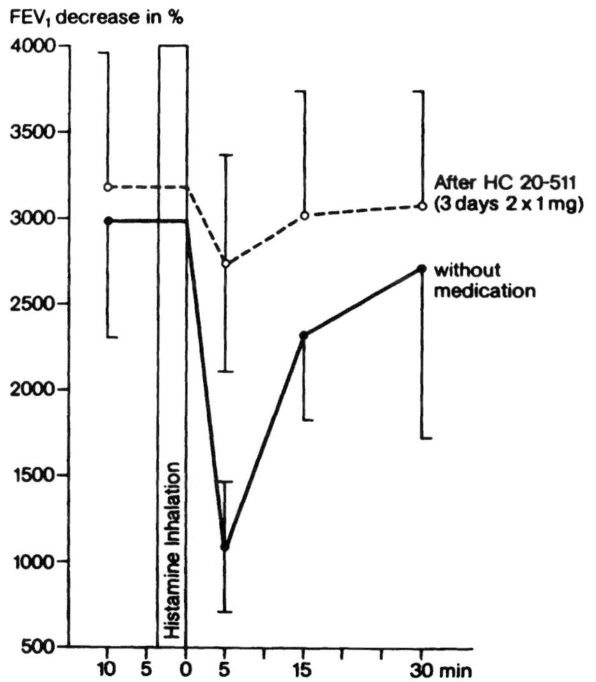

Abb. 8 Inhalativer Provokationstest mit Histamin zur Prüfung der protektiven Wirkung eines Pharmakons: Nach 3-tägiger Vorbehandlung mit Ketotifen (HC 20-511) deutliche Abschwächung der bronchokonstriktorischen Histaminreaktion

kons aufzeigen. Allerdings müssen bei solchen Untersuchungen die auf Tabelle 4 aufgeführten Testkriterien für die angewandte Methode genau bekannt sein. Der Sensitivität, Spezifität und Reproduzierbarkeit des Tests kommt beim Vergleich der Resultate die entscheidende Bedeutung zu. Die bronchiale Reagibilität zeigt entsprechend den tageszeitlichen Schwankungen des Atemwegswiderstandes eine zykardiane Rhythmik. In den Nachtstunden, mit einem Gipfel zwischen 3 und 6 Uhr, ist die bronchiale Reagibilität am stärksten ausgeprägt [30, 35] und trägt bei Kranken mit einer obstruktiven Atemwegskrankheit und einem hyperreagiblen Bronchialsystem zu nächtlichen Asthmaanfällen und dem sog. nocturnal asthma bei [1, 21]. Einzelheiten sind den weiteren Beiträgen dieses Kolloquiumbandes zu entnehmen.

Literatur

[1] Barnes, P. J.: Nocturnal asthma – mechanisms and treatment. Brit. med. J. **288** (1984) 1397.

[2] Blackley, C. H.: Experimental researches on the causes and nature of catarrhus aestivus. Baillière, Tindall & Cox, London 1873.

[3] Bochumer Treff 1982: Das überempfindliche Bronchialsystem. Gedon & Reuss, München 1982.

[4] Boushey, H. A., M. J. Holtzman, J. R. Sheller et al.: Bronchial hyperreactivity. Am. Rev. Resp. Dis. **121** (1980) 389.

[5] Cartier, A., N. C. Thomson, P. A. Frith et al.: Allergen-induced increase in bronchial responsiveness to histamine: relationship to the late asthmatic response and change in airway calibre. J. Allergy Clin. Immunol. **70** (1982) 170.

[6] Chai, H., R. S. Farr, L. A. Froehlich et al.: Standardization of bronchial inhalation challenge procedures. J. Allergy Clin. Immunol. **56** (1975) 323.

[7] Chatam, M., E. R. Bleecker, P. L. Smith et al.: A comparison of histamine, metacholine, and exercise airway reactivity in normal and asthmatic subjects. Am. Rev. Resp. Dis. **126** (1982) 236.

[8] Curry, J. J.: The action of histamine on the respiratory tract in normal and asthmatic subjects. J. Clin. Invest. **25** (1946) 785.

[9] Dauterbande, L., E. Philippot: Crise d'asthme expérimental par aérosols de carbaminoylcholine chez l'homme traité par dispersat de phénylaminopropane. Presse Méd. **49** (1941) 942.

[10] Debelić, M.: Inhalativer Acetylcholintest bei chronischen unspezifischen Atemwegserkrankungen. Dtsch. med. Wschr. **100** (1975) 1163.

[11] Debelić, M.: Pharmakodynamische Tests in der Lungenfunktionsdiagnostik. In: Praktische Lungenfunktionsprüfungen, hrsg. von R. Ferlinz. Thieme, Stuttgart 1978.

[12] Debelić, M.: Bronchiale Provokationstestung – Konsequenzen für die Praxis. Allergologie **2** (1979) 43.

[13] Fuchs, E., Cl. Thiel: Zur Durchführung von inhalativen Provokationsproben mit Allergenen. Allergologie **2** (1979) 38.

[14] Götz, M.: Die bronchiale Reaktivität asthmatischer Kinder als Antwort auf unspezifische und spezifische Stimuli. Wien. klin. Wschr. **94**, Suppl. 138 (1982) 1.

[15] Gonsior, E.: Das hyperreagible Bronchialsystem und seine therapeutische Beeinflußbarkeit. Pharmakotherapie **7** (1984) 11.

[16] Guidelines for standardization of bronchial challenges with (nonspecific) bronchoconstricting agents. Bull. europ. Physiopath. resp. **19** (1983) 495.

[17] Guidelines for bronchial inhalation challenges with pharmacologic and antigenic agents. ATS (Am. Thor. Soc.) News, Spring 1980, 11.

[18] Hargreave, F. E., E. H. Ramsdale, P. J. Sterk et al.: Advances in the use of inhalation provocation tests in clinical evaluation. Chest **87**, Suppl. 33S (1985).

[19] Haydu, S. P., D. W. Empey, D. T. D. Hughes: Inhalation challenge tests in asthma: an assessment of spirometry, maximum expiratory flow rates and plethysmography in measuring the responses. Clin. Allergy **4** (1974) 371.

[20] Herzog, H. (Editor): Asthma and bronchial hyperreactivity. 3rd Congr. of the Europ. Soc. of Pneumol., Basel 1984. Karger, Basel 1985.

[21] Hetzel, M. R.: The pulmonary clock. Thorax **36** (1981) 481.

[22] International Conference on Bronchial Hyperreactivity in the Hague. Med. Publ. Found., Oxford 1982.

[23] Juniper, E. F., P. A. Frith, C. Dunnett et al.: Reproducibility and comparison of responses to inhaled histamine and metacholine. Thorax **33** (1978) 705.

[24] König, J., M. Debelić: Vergleichende Untersuchungen der bronchialen Reagibilität bei Kindern und Jugendlichen mit Bronchialasthma. Atemw.-Lungenkrankh. **10** (1984) 512.

[25] MacIntyre, D., G. Boyd: Factors influencing the occurence of a late reaction to allergen challenge in atopic asthmatics. Clin. Allergy **14** (1984) 311.

[26] McFadden, E. R., C. H. Scoggin, M. H. Williams: Asthma bronchiale und bronchiale Hyperreagibilität. Thieme, Stuttgart 1982.

[27] Nair, N., R. G. Townley, G. Watt et al.: Protection by ipratropium bromide and metaproterenol against metacholine and histamine bronchoconstriction. Clin. Allergy **14** (1984) 11.

[28] Newhouse, M., F. E. Hargreave: Asthma-Provokationstests. Atemw.-Lungenkrankh. **6** (1980) 308.

[29] Nolte, D.: Asthma. Das Krankheitsbild, der Asthmapatient, die Therapie, 2. Aufl. Urban & Schwarzenberg, München 1984.

[30] Reinberg, A., M. Smolensky (Editors): Biological Rhythms and Medicine. Springer, New York 1983.

[31] Richtlinien für die Durchführung von bronchialen Provokationen mit Allergenen und pharmakodynamischen Substanzen bei obstruktiven Atemwegskrankheiten. Allergologie **7** (1984) 238.

[32] Russi, E.: Bestimmung der bronchialen Reaktivität in der Diagnostik des Asthma bronchiale. Schweiz. med. Wschr. **115** (1985) 597.

[33] Ryan, G., M. B. Dolovich, G. Obminsky et al.: Standardization of inhalation provocation tests: influence of nebulizer output, particle size and method of inhalation. J. Allergy Clin. Immunol. **67** (1981) 156.

[34] Sill, V., K. Lanser: Der Bronchomotorentonus. Prax. Pneumol. **35** (1981) 61.

[35] Smolensky, M. H., A. Reinberg, J. Queng: The chronobiology and chronopharmacology of allergy. Ann. Allergy **47** (1981) 234.

[36] Tattersfield, A. E.: Measurement of bronchial reactivity: a question of interpretation (Editorial). Thorax **36** (1981) 561.

[37] Thomson, N. C., P. O'Byrne, F. E. Hargreave: Prolonged asthmatic responses to inhaled metacholine. J. Allergy Clin. Immunol. **71** (1983) 357.

[38] Tiffeneau, R., M. Beauvallet: Production ecxlusive d'effets pulmonaires locaux par inhalation d'aérosol d'acétylcholine. Son utilisation comme test d'insuffisance respiratoire. Sem. Hôp. **21** (1945) 154.

[39] Wettengel, R.: Bisherige Definition: Bronchitis, Emphysem, Asthma, Atemwegsobstruktion, small airways disease, überempfindliches Bronchialsystem. In: Bochumer Treff 1981. Gedon & Reuss, München 1982.
[40] Wüthrich, B., P. Radielovic, M. Debelic: The protective effect of a new oral anti-asthma agent (ketotifen, HC 20–511) against experimentally induced bronchospasm (5 different models). Int. J. Clin. Pharmacol. **16** (1978) 424.

Wirkung der Methylxanthine auf die Haemodynamik des kleinen Kreislaufs

V. Sill

Theophyllin hat eine breite therapeutische Indikation. Gesichert sind die Bronchodilatation, Stimulation der mucociliaren Clearance und die Stabilisierung der Mastzellmembran. Diskutiert wird ein günstiger Einfluß auf den Atemmuskel, das Diaphragma. Weiterhin sind Einflüsse auf die Hämodynamik neben anderen extrapulmonalen Einflüssen unumstritten.

Bei gesunden Probanden sind in Ruhe die hämodynamischen Wirkungen von Theophyllin im sog. therapeutischen Bereich gering. Unter körperlicher Belastung allerdings steigen die Herzfrequenz sowie der systolische Blutdruck vermehrt an [3]. Tierexperimentell sind eine Abnahme des coronaren Gefäßwiderstandes und ein positiv inotroper Effekt unbestritten [1, 2, 7, 11, 12, 13]. Ursächlich werden für die Wirkung diskutiert:

1. Hemmung der cyclischen AMP Phosphodiesterase,
2. Freisetzung von Katecholaminen,
3. Veränderung der calciumabhängigen kontraktilen Mechanismen und
4. Blockade der Adenosin-Receptoren.

Hypoxie, Ischämie und β-adrenerge Stimulation steigern die endogene Adenosin-Produktion und führen zu einer Zunahme der Coronardurchblutung sowie negativen Inotropie, die durch Theophyllin aufgehoben werden [11, 2]. Im Gegensatz zu Theophyllin vermag Enprofyllin – ein neues Xanthin mit einem Wirkverhältnis von 3 bis 6 : 1 gegenüber Theophyllin bezogen auf die bronchodilatatorische Potenz (ähnliche Wirkverhältnisse sind bei dem coronaren Perfusionsdruck, der Herzfrequenz und Kontraktilität gegeben) – die Adenosin-Wirkungen nicht zu antagonisieren, so daß eine Wirkung über die Adenosin-Receptoren nicht anzunehmen ist [2, 11].

Der therapeutische Einsatz von Theophyllin aufgrund seiner speziellen Wirkungen auf den kleinen Kreislauf ist bei Patienten mit chronisch abstruktiven Lungenerkrankungen (COLD) gegeben [10, 14]. Bei der COLD sowie ihrer akuten Verschlechterung sind hämodynamische Auswirkungen – insbesondere auf die Lungenzirkulation und den rechten Ventrikel prognostisch bedeutsam. Neben atemmechanischen Auswirkungen – z. B. auf den venösen Rückstrom –, okklusiven Gefäßveränderungen und Parenchymverlust ist die Vasokonstriktion der präkapillären Lungengefäßstrecke für die pulmonalen Hypertonie sowie Druckbelastung des rechten Ventrikels bedeutsam [17].

Ursächlich ist eine Erniedrigung des alveolären pO2, der bis heute über ungeklärte Regulationsmechanismen den sog. Euler-Liljestrand-Mechanismus, den Gefäßtonus bestimmt [4]. Modellhaft kann sowohl beim Tier als auch beim Menschen eine pulmonale Hypertonie durch Sauerstoffmangel-Atmung ausgelöst werden. Beim lungengesunden Menschen führt u. a. eine Atmung mit einem Sauerstoff-Anteil von 10% zu einem Pulmonalarteriendruckanstieg in der Größenordnung von ca. 80% [15]. Jungschwine [6, 17] reagiren auf alveoläre Sauerstofferniedrigung mit beachtlichen pulmonal-vasculären Widerstandsanstiegen. Diese intrapulmonalen Mikrozirkulationsänderungen können durch Theophyllin beeinflußt werden. I. v. Gabe von Theophyllin-Ethylendiamin senkt signifikant den durch Hypoxie erhöhten pulmonalvasculären Widerstand (siehe Abb. 1).

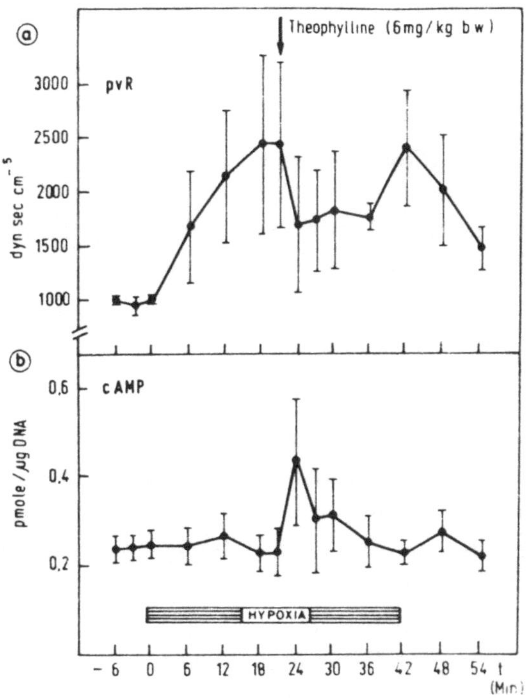

Abb. 1 Der Einfluß von 6 mg/kg Körpergewicht Theophyllin-Ethylendiamin auf den pulmonal-vasculären Widerstand (pvR) und das cAMP Konzentrationen im Lungenparenchym auf den durch Sauerstoffmangel erhöhten pulmonal-vasculären Widerstand bei Schweinen. N = 5, Mittelwerte und Standardabweichungen

Ein weiterer Nachweis, daß Theophyllin den Euler-Liljestrand-Mechanismus aufhebt, kann durch Versuche mit einseitiger alveolärer Hypoventilation durch Bronchusblockade erbracht werden. Blockade eines Hauptbronchus verursacht eine signifikante Reduktion der Lungenperfusion der betroffenen Seite. Durch 0,48 g Theophyllin-Ethylendiamin i. v. wird das Perfusionsverhältnis statistisch signifikant im Sinne einer Normalisierung trotz fortbestehender Bronchusblokkade beeinflußt (siehe Abb. 2). Entsprechend der Zunahme der Belüftungs-/Durchblutungs-Störung unter Theophyllin-Applikation fällt der Sauerstoffpartialdruck von 71,6 auf 64,7 mmHg im Durchschnitt signifikant ab [15, 16].

No.	lobe *	I *	II *	III
1	l:r	49:51	23:77	32:68
2	l:r	46:54	31:69	33:67
3	r:l	52:48	39:61	48:52
4	l:r	47:53	30:70	44:56
5	r:l	57:43	33:67	53:47
6	r:l	54:46	40:60	47:53
$\bar{x}$		50.2:49.8	32.7:67.3	42.8:57.2
s ±		4.4: 4.4	6.3: 6.3	8.5: 8.5
P		<0,0005	<0,02	

Abb. 2 Perfusionsverhältnis der Lungehälften bei drei verschiedenen Messungen. Serie 1: Ausgangswerte, Serie 2: 21 Minuten nach Blockade eines Hauptbronchus, Serie 3: nach i. v. Applikation von 0,48 g Theophyllin-Ethylendiamin innerhalb 6 Minuten bei fortbestehender Bronchusblockade

Klinische Berichte über eine Zunahme der Ventilations-/Perfusionsstörung in der Akuttherapie beim Asthma bronchiale stehen im Einklang mit den beschriebenen Befunden [18].

Die demonstrierten tierexperimentellen als auch Probanden-Untersuchungen beweisen, daß Theophyllin einen entscheidenden Einfluß auf den pulmonalvasculären Widerstand bei präkapillärer Vasokonstriktion durch alveoläre Hypoxie besitzt.

Bezüglich der bronchospasmolytischen Wirkung als auch der mastzellstabilisierenden Funktion und der Stimulation der mucociliaren Clearance sind dosisabhängige Wirkungen beschrieben. In einer Untersuchung an 12 Patienten mit chronisch-obstruktiven Lungenerkrankungen (Durchschnittswerte der Lungenfunktionswerte: FEV_1: 906 ml, Resistance: 5,7 cmH_2O/l/sec., ITGV: 5.900 ml,

PO_2: 51,3 mmHg) wurde der Einfluß eines oralen retadierten Theophyllin-Präparates auf die Hämodynamik sowie mit dem Peak-flow auf die Lungenfunktion untersucht [5]. Der Einfluß auf die Peak-flow-Werte war gering, aber statistisch signifikant (siehe Abb. 3). Die Wirkung auf den pulmonal-vasculären Widerstand und den Pulmonalarteriendruck war abhängig von der Höhe der Theophyllin-Konzentrationen im Serum (siehe Abb. 4). Bei Einteilung des Kollektivs in 1.) 6 Probanden, die keine Senkung des Pulmonalarteriendruckes unter O_2-Insufflation zeigte, und 2.) einem Kollektiv, das durch ein gutes Ansprechen auf Sauerstoff-Therapie gekennzeichnet war, konnte objektiviert werden, daß bei bedeutsamem funktionellen Anteil der pulmonalen Hypertonie die Theophyllin-Therapie in hoher Dosierung sehr gut wirksam ist (siehe Abb. 5). Diese Befunde stehen in guter Übereinstimmung mit den Ergebnissen von Matthey, der den Einfluß von Theophyllin bei 15 Patienten mit COLD, vier hatten eine pulmonale Hypertonie, mit der Radionucleid-Angiocardiographie auf die rechts- und links-ventriculäre Ejektionsfraktion (EF) untersuchte. 9 mg/kg Theophyllin-Ethylendiamin i. v. steigerten die rechts-ventriculäre EF von 45 auf 52% im Mittel (normal > 45%). Die positiven Akuteffekte konnte in einer Langzeitstudie bestätigt werden. Auch nach 4-monatiger oraler Therapie war die EF des rechten Ventrikels signifikant gegenüber dem Ausgangswert erhöht [8, 9].

Sowohl die Senkung der Nachlast als auch eine Zunahme der Kontraktilität des Myocards scheinen für die beschriebenen Effekte verantwortlich zu sein, wohingegen eine Änderung der Vorlast unter Theophyllin-Therapie nicht nachweisbar ist [8].

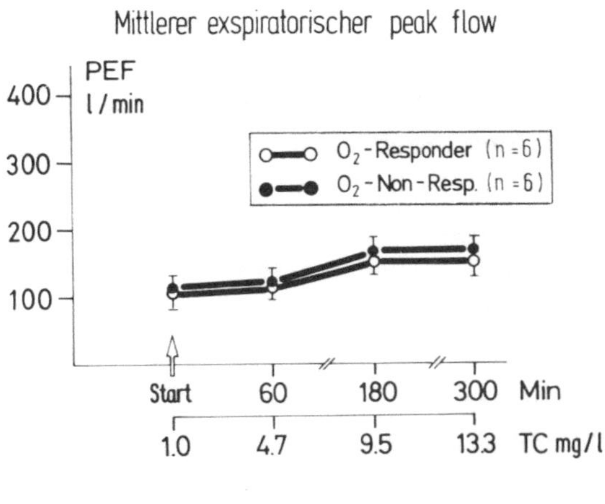

Abb. 3 Verhalten des exspiratorischen peak flow (PEF) vor und nach Einnahme von Pulmi Dur (~ 10 mg/kg Theophyllin als Einzeldosis)

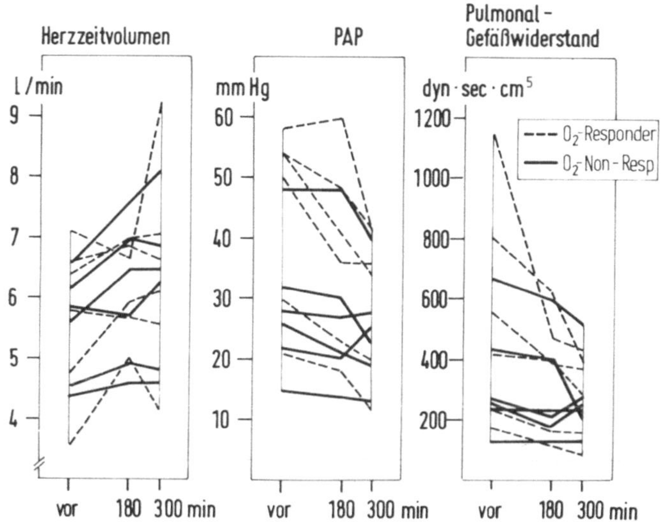

Abb. 4 Darstellung der Einzelwerte von Herzzeitvolumen, Pulmonalarterienmitteldruck und pulmonalgefäßwiderstand von 12 Patienten mit COLD vor sowie 180 und 300 Min. nach Einnahme von Pulmi Dur (Dosis s. Abb. 3)

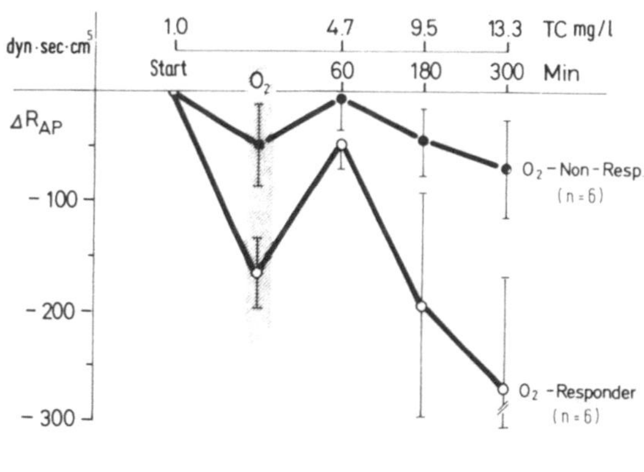

Abb. 5 Änderung des Pulmonalgefäßwiderstandes (R_{AP}) unter O_2-Insufflation und nach Pulmi Dur-Einnahme (Dosis s. Abb. 3)

Zusammenfassung

Im therapeutischen Bereich (10 – 15 mg/l Theophyllin-Serumkonzentration) ist nur ein geringer Einfluß auf die Herzfrequenz gegeben, das Herzzeitvolumen nimmt in höheren Dosen leicht zu, der Pulmonalarteriendruck, der pulmonalvasculäre Widerstand, rechts-ventriculärer als auch links-ventriculärer enddiastolischer Druck sowie rechts- und links-ventriculäre Arbeit werden z. T. erheblich reduziert. Bei der oralen Langzeittherapie ist im Gegensatz zur Akuttherapie der obstruktiven Lungenerkrankungen bei gleichzeitiger guter Bronchospasmolyse nicht mit einem Abfall des Sauerstoffpartialdruckes zu rechnen. Eine niedrig dosierte Therapie dürfte die therapeutischen Möglichkeiten des Theophyllins am kleinen Kreislauf, d. h. Senkung des pulmonal-vasculären Widerstandes und positive Inotropie am rechten Ventrikel, nicht ausschöpfen.

Literatur

[1] Andersson, K.-E., C. G. A. Persson: Extra-pulmonary effects of theophylline. Eur. J. Respir. Dis. **61** (suppl. 109) (1980) 17–28.

[2] Collis, M. G., J. R. Keddie, S. R. Torr: Evidennce that the positive inotropic effects of the alkylxanthines are not due to adenosine receptor blockade. Br. J. Pharmac. **81** (1984) 401–407.

[3] Conradson, T. B.: Cardiovascular Effects of two Different Xanthines in Health Subjects. Studies at Rest, During Exercise and in Combination with a Beta-Agonist, Terbutaline. Eur. J. Clin. Pharmacol **27** (1984) 319–324.

[4] Euler, U. S. v., G. Liljestrand: Observations on pulmonary arterial blood pressure in the cat. Acta physiol. scand. **12** (1946) 301.

[5] Grützmacher, J., R. Schicht, R. Schlaeger, V. Sill: Hämodynamik des kleinen Kreislaufes bei Patienten mit chronisch obstruktiver Atemwegserkrankung und pulmonaler Hypertonie in Abhängigkeit von den Theophyllin-Konzentrationen im Serum. Prax. Klin. Pneumol. **38** (1984) 19–25.

[6] Kaukel, E., S. Siemssen, N. Völkel, V. Sill : cAMP Dependent And cAMP Independent Alterations Of Lung Hemodynamic In The Pig. Biochemical Pharmacology. Vol. 24, pp. 2159–2162, Pergamon Press, 1975.

[7] Marcus, M. C., C. L. Skelton, L. E. Crauer: Effects of theophylline on myocardial mechanics. Am. J. Physiol. **222** (1972) 1361.

[8] Matthay, R. A.: Cardiovascular effects of theophylline in chronic obstructive airways disease. Sustained Release Theophylline in the treatment of COLD.

[9] Matthay, R. A., H. J. Berger, J. Loke et al.: Effects of aminophylline upon right and left ventricular performance in chronic obstructive pulmonary disease. Am. J. Med. **65** (1978) 905.

[10] Parker, J. O., P. B. Ashekian, S. DiGiorgi et al.: Hemodynamic effects of aminophylline in chronic obstructive pulmonary diasease. Circulation **35** (1967) 365.

[11] Persson, C. G. A., I. Erjefält, K.-E. Andersson: Positive Inotropic and Chronotropic Effects and Coronary Vasodilation In Vitro by Two Antiasthmatic Xanthines with Different Abilities to Antagonize Adenosine. J. of Card. Pharmacology **5** (1983) 778–185.

[12] Plavec, V.: Die Herzwirkung der Methylderivative des Xanthins Arch. Int. Pharmacodyn. **18** (1908) 499–539.

[13] Rall, T. W.: The xanthines. In: (Goodman, L. S., Gilman, A., eds.) Goodman and Gilman's the pharmacological basis of therapeutics. 6th ed. MacMillan, pp. 592–607. New York 1980.

[14] Schüren, K. P., U. Hüttemann, B. Ramdohr et al.: Lungenkreislauf und kontraktile Funktion des rechten Ventrikels bei chronischem Cor pulmonale: Vergleichende Untersuchungen über den Einfluß von Aminophyllin und Heptaminol. Klin. Wschr. **50** (1972) 101.

[15] Sill, V., W. Greul, N. Voelkel, S. Marwede: Zu respiratorischen Insuffizienz durch β-Mimetika und Aminophyllin. Arzneimittel-Forsch. (Drug. res.) **23** (1973) 1053.

[16] Sill, V., N. Völkel, K. Scherer et al.: Experimental Model for the Pharmaco-Perfusion Lung Scanning. Pneumologie **150** (1974) 12–17.

[17] Sill, V., E. Kaukel, K. Lanser et al.: Lunge und kleiner Kreislauf. Kurzmonographien Sandoz **22** (1978).

[18] Tai, E., J. Read: Response of blood gas tension to aminophylline and isoprenaline in patients with asthma. Thorax **22** (1967) 543.

Hämorheologische Aspekte der Theophyllin-Therapie bei chronisch-hypoxischen Lungenerkrankungen

K. Lanser, S. Czwickla, S. Lanser

Bei Patienten mit chronischer arterieller Hypoxämie ist die klinische Inzidenz von peripheren Durchblutungsstörungen und thromboembolischen Komplikationen deutlich gesteigert [2, 6, 13, 15, 17]. Dieses Risiko ist auch in Sektionsstatistiken nachzuvollziehen [11, 14]. Als ursächlich wird das gehäufte Auftreten von arteriosclerotischen Wandveränderungen, reduziertem Blutfluß und Disbalance der Blutviscosität diskutiert. Unter dem Gesichtspunkt der Fließfähigkeit von Erythrozyten werden Aspekte der Membranverformbarkeit, der qualitativen und quantitativen Veränderungen des Zellinhaltes unter der Relation Zelloberfläche zu Zellinhalt im Hinblick optimaler Fließeigenschaften subsummiert.

Die kooperative Interaktion von Lunge und Blut ist seit langem bekannt. Bei chronisch hypoxischen Lungenerkrankungen führt der eingeschränkte pulmonale Gasaustausch kompensatorisch zu einer Induktion des sauerstofftragenden Mediums, welches klinisch als Polyglobulie mit Vermehrung des Hämoglobins, der Erythrozytenzahl und -größe bezeichnet wird [1, 3, 10, 18].

Mit der Einführung von Filtrationsmethoden, die Aussagen über die biomechanischen Eigenschaften der Erythrozyten gestatten, war die Möglichkeit gegeben, die geänderten Fließeigenschaften von roten Blutzellen quantitativ zu erfassen [12, 16].

Bei eingeschränkter Fließfähigkeit des Blutes finden medikamentös vorwiegend Substanzen als Purin- und Xanthinderivate Verwendung. Im Gegensatz zu den Medikamenten, die die Blutviskosität vermindern, wird der positive Effekt der Hämorheologika in einer Optimierung der Erythrozytenverformbarkeit gesehen. In der Behandlung chronischer Lungenerkrankungen wird Theophyllin wegen seiner bronchospasmolytischen, positiv inotropen, atemantriebsfördernden Wirkung seit vielen Jahrzehnten erfolgreich eingesetzt. Ein Teil der Theophyllin-Effekte konnte bisher nicht sicher verstanden werden, z. B. direkte Einflüsse auf den pulmonalen Gasaustausch. Da es sich bei dem Theophyllin ebenfalls um einen Xanthinabkömmling handelt, war Anlaß gegeben, dessen hämorheologische Wirkung bei Patienten mit chronisch-hypoxischen Lungenerkrankungen zu überprüfen.

Methodik, Patientenauswahl, Studiendesign

Die Filtrierbarkeit der Erythrozyten wurde im Filtrometer MF 4 der Fi. Myrenne [12, 16] bei Passage von Metallfiltern mit Poren der Größe 4.65 μm bestimmt. Aus der so gewonnenen primären Filtrationskurve wurde der Filtrationswiderstand R berechnet. Er wird im nachfolgenden Text für 90 bis 20% des noch zu filtrierenden Restvolumen (% rv) der 8%-igen Erythrozytensuspension angegeben. Methodische Details sowie Berechnungsgrundlagen der Filtrationswiderstände und Überlegungen zur Normwertbeschreibung sind einer diesem Thema gewidmeten Publikation zu entnehmen [7].

Neben den nach Anamnese, Lungenfunktion, Blutgasen, Röntgenuntersuchung der Thoraxorgane und Laboruntersuchungen lungengesunden Probanden als Normalkollektiv wurden nach den gleichen Kriterien lungenkranke Patienten mit einer chronischen Hypoxie (Sauerstoffpartialdruck kleiner 60 mm Hg länger als 1 Jahr bekannt) in eine Studie einbezogen.

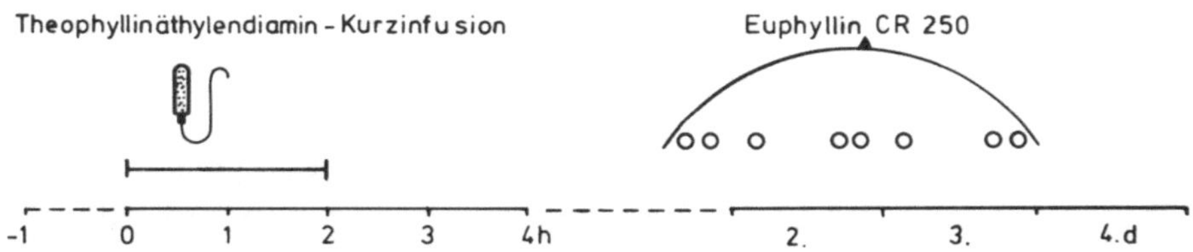

Abb. 1 Studiendesign (Nähere Erklärung im Text)

Mit Studienbeginn und jeweils zu den Meßzeiten wurde der aktuelle Blutgas- und Blutbildstatus ermittelt. Das initial gewonnene venöse Vollblut wurde in dreifacher Hinsicht analysiert:

Probe 1: Präparation, Bestimmung der primären Filtrationskurve und Berechnung der Filtrationswiderstände R als Ausgangswerte (Kurvenbezeichnung: con.)

Probe 2: Vollblut über 4 Stunden im 38 Grad temperierten Wasserbad, dann Präparation und Meßwertbestimmung als „In vitro-Leerwertkontrolle" (Kurvenbezeichnung: wo)

Probe 3: Inkubation des Vollblutes mit 10 mg/l Theophyllin-Äthylendiamin im Wasserbad von 38 Grad Celsius über 4 Stunden, dann Präparation, Meß- und Rechendatenerfassung (Kurvenbezeichnung: w)

Unmittelbar nach der ersten Blutentnahme erfolgte eine Infusion von 0.48 g Theophyllinäthylendiamin (Euphyllin-Kurzinfusion) über 2 Stunden. Nach weiteren 2 Stunden wurde die Messung der Erythrozytenfiltrierbarkeit und des Theophyllinspiegels durchgeführt. Beginnend am gleichen Tag mit 2 Tabletten Euphyllin CR 250 erhielten die Probanden jeweils morgens 1 Tabl. und 2 Tabl. abends des gleichen Präparates über die nachfolgenden 2 Tage. Am 4. Tag morgens wurde neben dem Theophyllinspiegel die Filtrationswiderstände evaluiert.

Ergebnisse

Die gewonnenen Ergebnisse über den Einfluß von Theophyllin auf die Erythrozytenfiltrierbarkeit dieser Studie werden nachfolgend auszugsweise anhand von Einzelbeispielen beschrieben und detailliert analysiert.

Beispiel 1: Der lungengesunde Nichtraucher

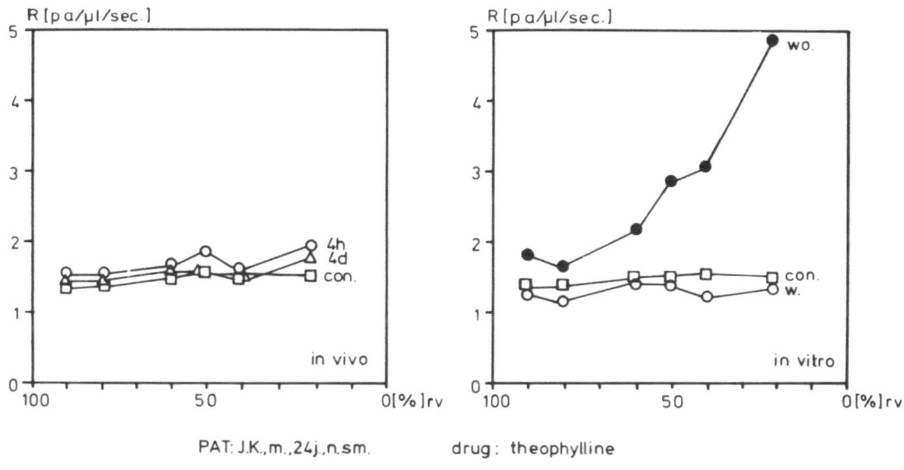

Abb. 2 Filtrationswiderstandskurven von Erythrozytensuspensionen eines lungengesunden, männlichen Nichtrauchers. In den Ordinaten ist der Filtrationswiderstand R (pa/µl/s), in den Abzissen das filtrierbare Restvolumen in Prozent (% rv) angegeben.
Linke Bildhälfte: Ausgangsmessung (con), nach Theophyllinäthylendiamin-Kurzinfusion (4h) und am 4. Tag unter Euphyllin CR 250 Medikation (4d).
Rechte Bildhälfte: Ausgangsmessung (con), 4 Stunden in vitro mit (w) und ohne (wo) Inkubation von Theophyllinäthylendiamin

Die obige Abbildung stellt die Ergebnisse der Filtrationswiderstände für einen 24-jährigen männlichen lungengesunden und nichtrauchenden Studenten dar. Auf der linken Seite der Grafik sind die Filtrationswiderstandskurven für die Ausgangsmessung, sowie nach parenteraler und oraler Theophyllinmedikation wiedergegeben. Die initiale Kontrollmessung (con) zeigt R-Werte über den Filtrationsvorgang zwischen 1,56 pa/µl/s bei 90% und 1.78 pa/µl/s bei 40% filtrierbaren Restvolumens. Nach der Theophyllin-Infusion wurde ein Theophyllinspiegel von 6.6 mg/l im Serum bestimmt. Die in der Grafik mit 4h charakterisierte Filtrationswiderstandskurve ist nahezu der Kontrolle identisch. Auch nach 4 Tagen Behandlung (Kurve: 4d) mit Euphyllin CR 250 ist bei einem Serum-Theophyllin-Spiegel von 11.8 mg/l die Filtrationswiderstandskurve im Verlauf ähnlich der Ausgangsmessung.

Im rechten Teil der Grafik wird bei den in vitro-Versuchen der Einfluß von Theophyllinäthylendiamin deutlich sichtbar. Der Kurvenverlauf (wo) zeigt, daß nach 4 Stunden eine erhebliche Einschränkung der Filtrierbarkeit der roten Blutzellen zu beobachten ist (R 40% = 3.16 pa/µl/s). Der Zusatz von Theophyllin-Äthylendiamin in das Vollblut führt dazu, daß die R-Werte nicht unterschiedlich zu der initialen Kontrollmessung bestimmt werden (R 40% = 1.39 pa/µl/s).

Beispiel 2: Der lungengesunde Raucher

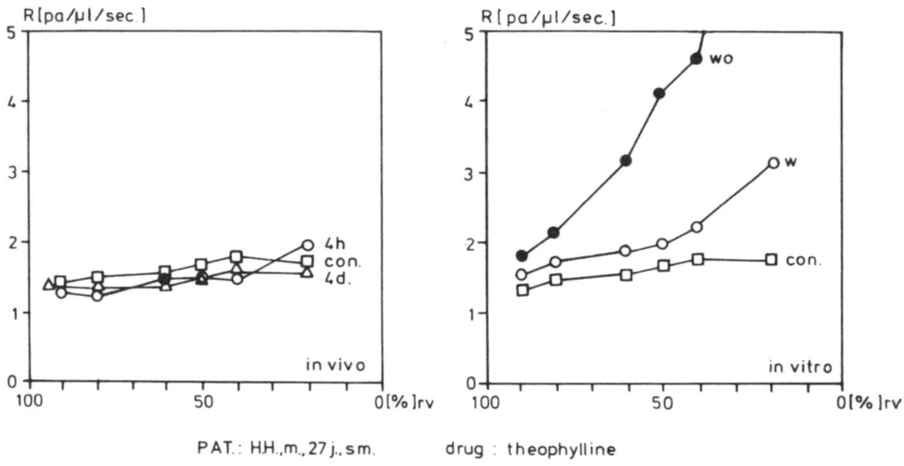

Abb. 3 Filtrationswiderstände eines Rauchers mit normaler Lungenfunktion. Bildaufbau und Beschriftung wie Abbildung 2

Die Abbildung ist ebenso gestaltet wie für Abb. 2 beschrieben. Die linke Bildhälfte gibt die Messungen unter Therapie, die rechte Seite die Filtrationswiderstände der in vitro-Untersuchungen wieder. Die Daten wurden bei einem 27-jährigen männlichem, stark rauchendem Probanden gewonnen. Die Berechnung der R-Werte vor Studienbeginn (con) weichen nicht von denen des lungengesunden, nichtrauchenden Probanden ab. Die Filtrationswiderstände 4 Stunden nach parenteraler Theophyllinzufuhr sowie nach viertägiger Euphyllinbehandlung (4d) sind unverändert zur Kontrolle. Die Theophyllin-Spiegel lagen erwartungsgemäß niedriger als der therapeutische Bereich von über 10 mg/l am 1. Tag mit 7.1 mg/l, am 4. Tag mit 8.4 mg/l.

Bei den in vitro Versuchen fällt auf, daß auch hier bei einer deutlichen Einschränkung der Filtrationsfähigkeit der Erythrozyten (R 40% = 4.67 pa/µl/s) nach 4 Stunden der Zusatz von Theophyllin unter den gleichen Bedingungen zwar eine Verbesserung der Fließeigenschaften (Kurve: w) erbringt, jedoch nicht wie bei dem nahezu altersgleichen Nichtraucher zu einer Angleichung an die Kontrollmessung führt (R 40% = 2,29 pa/µl/s).

Beispiel 3: Patient mit chronisch obstruktiver Atemwegserkrankung, Lungenemphysem und Hypoxämie

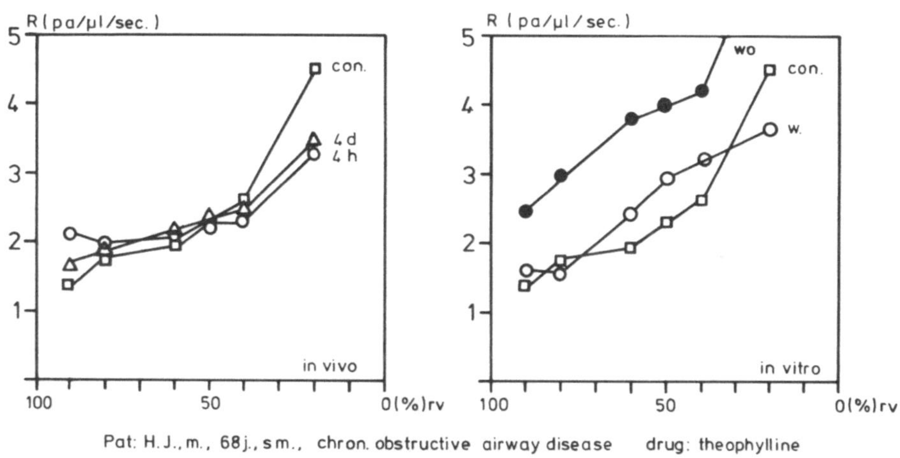

Abb. 4 Filtrationswiderstände R in Abhängigkeit vom Restvolumen einem Patienten mit hypoxischer obstruktiver Atemwegserkrankung und Lungenemphysem bei Silikose. (Grafikbeschreibung wie in der ersten Abbildung)

Hier sind die Daten der Filtrationswiderstandsberechnung für einen 68-jährigen Patienten mit chronisch obstruktiver Lungenerkrankung und Lungenüberblähung bei Silikose (Raw = 6.7 cm H_2O/l/s, ITGV = 6843 ml, pO_2 = 53 mm Hg, pCO_2 = 49 mm Hg, Hb = 17,8 g/dl, HK = 53%) dargestellt. Bei diesem Probanden sind repräsentativ für die Gruppe derjenigen Patienten mit dem gleichen Krankheitsbild die R-Werte des initialen Kontrollaufes größer als bei den jugendlichen Lungengesunden. Die R-Werte steigen mit abnehmendem Restvolumen stetig an und bei 40% wird ein Filtrationswiderstand von 2.65

pa/µl/s berechnet. Bei diesem Patienten, der bisher nur mit intermittierenden inhalativen Dosen von Ipratropiumbromid therapiert wurde, zeigen die Filtrationswiderstände nach Theophyllin-Kurzzeitinfusion (Theophyllin-Spiegel = 7.6 mg/l) und auch nach viertägiger oraler Behandlung (Theophyllin-Spiegel = 13.1 mg/l) nur allenfalls tendentiell eine Veränderung in Richtung der Normalisierung. Für die rechts in der Grafik eingezeichneten in vitro Daten ergibt sich folgendes Bild: Die R-Berechnung der vierstündigen Leerwert-Probe ergab, daß im Vergleich zur Kontrolle eine Filtrationsverschlechterung eintritt (R 40% = 4.24 pa/µl/s). Die Messung nach Theophyllin-Inkubation läßt auch hier den positiven rheologischen Effekt des Theophyllins erkennen (R 40% = 3.19 pa/µl/s).

Beispiel 4: Patientin mit hypoxischer Lungenfibrose

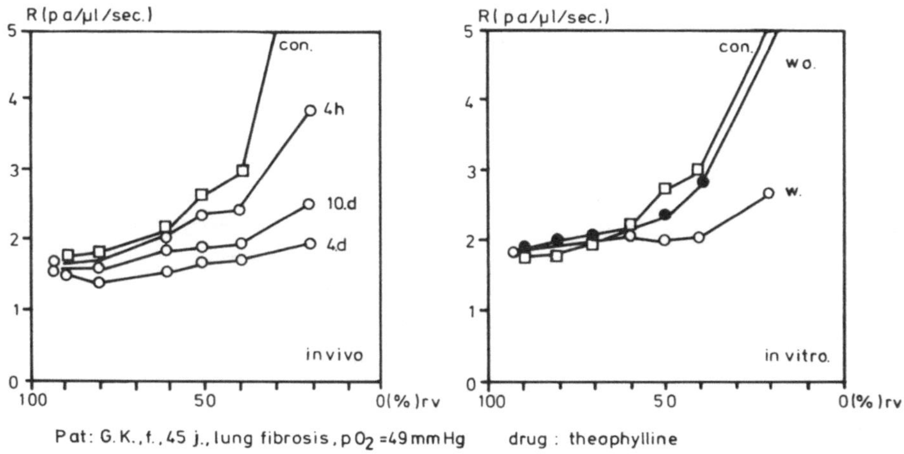

Abb. 5 Meßdaten der Filtrationsmessung roter Blutzellen einer Patientin mit Haman-Rich-Fibrose. (prinzipieller Bildaufbau wie Grafik 1, zusätzlich links Meßergebnisse nach zehntägiger Theophyllin-Behandlung (10d)

Es handelt sich um eine 45-jährige Frau mit einer akuten Lungenfibrose vom Typ Haman-Rich (IVC = 1790 ml, DLCO = 63%, pO_2 = 49 mm Hg, pCO_2 = 32 mm Hg). Begleiterkrankungen sind nicht bekannt, insbesondere kein Diabetes mellitus, keine Niereninsuffizienz, Fettstoffwechsel- oder Gerinnungsstörung. Die Messung unter Theophyllin-Therapie (linke Bildhälfte) ergab, daß bei schlechten initialen Meßdaten sowohl nach der parenteralen Theophyllin-Dosis (Theophyllin-Spiegel = 9.7 mg/l) als auch nach 4 Tagen oraler Behandlung (Theophyllin-Spiegel = 14.9 mg/l) und nach 10-tägiger Fortführung der

Medikation (Theophyllin-Spiegel = 13.4 mg/l) eine Verbesserung der Filtrierbarkeit zu erreichen ist.

Bei den Berechnungen der Filtrationswiderstände der Blutsuspension unter den angeführten in vitro Bedingungen wird ebenfalls deutlich, daß bei Inkubation mit Theophyllin eine Verminderung der R-Werte auftritt, die nahezu denen einer viertägigen Behandlung einer gesunden Kontrollperson (Beispiel 1) entsprechen. Nach einer weiteren dreiwöchigen Behandlung wurden aus dem Patientinnenblut Filtrationswiderstände gemessen wie nach zehntägiger Therapie. Eine erneute Messung erfolgte 4 Wochen nach Absetzen der Theophyllingabe und deutlicher klinischer Besserung (IVC = 2510 ml, DLCO = 72%, pO_2 = 61 mm Hg). Die R-Werte waren weitgehend normalisiert.

Diskussion

Leonhardt und Grigoleit haben in mehreren Publikationen [1, 15, 16, 17, 18] über den Vergleich der rheologischen Wirkung zweier Xanthin-Derivate Pentoxifyllin und Theophyllin berichtet. Sie kamen zu dem Ergebnis, daß beide Substanzen die Fließeigenschaften positiv beeinflussen. Unsere Ergebnisse an Lungengesunden, Rauchern, Patienten mit chronischer Hypoxie bei obstruktiven Atemwegserkrankungen und Lungenfibrosen lassen ebenfalls erkennen, daß die biophysikalischen Eigenschaften von roten Blutzellen durch Theophyllin günstig beeinflußt werden. Ableitungen über den zugrundeliegenden Wirkmechanismus sind naturgemäß aus dieser Meßmethode nicht möglich. Zu diskutieren wären folgende mögliche Wirkungen des Theophyllins an den Erythrozyten:

1. Blockade von Adenosin-Rezeptoren
2. Hemmung des Calcium-Influxes und Koordination der intraerythrozytären Calcium-Verteilung
3. Phosphodiesterase-Inhibition
4. Direkter Einfluß auf die erythrozytäre Glykolyse und den Zellmetabolismus
5. Protektion gegen Vernetzung und Gelierung von Membranproteinen sowie des Zellinhaltes
6. Regulation der Wasserbilanz des Erythrozyten

Für keine dieser Thesen ist bisher ein schlüssiger Beweis nachvollziehbar. Unzweifelhaft bleibt jedoch, daß durch Theophyllin eine Fluiditätsverbesserung erreicht werden kann. Die vorliegenden Filtrationswiderstandsmessungen lassen die Aussage zu, daß der Effekt sowohl unter Therapie wie auch bei in vitro Untersuchungen innerhalb eines kurzen Zeitraumes nachweisbar wird. Auch längerfristig ist diese positive Wirkung auf die Hämorheologie der Erythrozyten erhalten und sollte sich somit auch günstig auf den pulmonalen Gasaustausch durch Optimierung der Mikrozirkulation im kleinen Kreislauf auswirken.

Literatur

[1] Clivati, A., A. Valentini, G. Casiraghi et al.: Problemi reologoci nella pathologia del piccolo circolo. Symp. Attualita in Pneumologia, Sesto San Giovanni **93** (1979).

[2] Crofton, J., A. Douglas: Respiratory Diseases. Blackwell Scientific Publications, Oxford – Edinburgh 1969.

[3] Grant, J. L., A. McDonald: Red cell changes in chronic pulmonary insufficiency. J. Clin. Invest. **37** (1958) 1166.

[4] Grigoleit, H.-G., H. Leonhardt: Rheology of blood and pentoxifylline. Pharmatherapeutica **1** (1977) 642.

[5] Grigoleit, H.-G., H. Leonhardt, R. Schröer et al.: Die Erythrozytenalterung als Modell für die pharmakologische Beeinflussung der Erythrozytenverformbarkeit. Rheol. Acta **18** (1979) 134.

[6] Harris, P., D. Heath: The human pulmonary circulation. Churchill Livingstone, Edinburgh – London – New York 1977.

[7] Lanser, K., S. Czwikla, S. Lanser: Die Fließwiderstände bei der Filtrationsmessung von Erythrozytensuspensionen im Filtrometer MF 4 (in Vorbereitung).

[8] Leonhardt, H., H.-G. Grigoleit, I. Reinhardt: Erythrocyte deformability in a red cell ageing model. La Ricerca Clin. Lab. **8** (1978) 65.

[9] Leonhardt, H., H.-G. Grigoleit, I. Reinhardt: Einfluß von Methylxanthinen auf die Erythrozytenverformbarkeit im Erythrozytenalterungsmodell. Therapiewoche **29** (1979) 3005.

[10] Massaro, D., A. M. Dusick, S. Katz: Erythropoesis in subjects with chronic bronchitis. Amer. Rev. Resp. Dis. **91** (1965) 541.

[11] Mitchell, R. S., G. W. Silvers: Clinical and morphologic correlations in chronic airway obstruction. Amer. Rev. Resp. Dis. **97** (1968) 54.

[12] Mussler, K., P. Teitel: The filtrometer. An automatic electronic instrument for investigating the flow behaviour of red cells at low shear stresses. Biorheology **16** (1979) 506.

[13] Schmiegelow, P., J. Lindner: Thromboembolien der Lunge – ihre Ursachen und Folgen in: Lunge, Blutgerinnung und Hämostase (Hrsg. R. Marx, H. A. Thies). Editiones Roche 215 (1981).

[14] Smidt, U., F. Schnellbaecher: Retrospektive Untersuchungen an Silikosekranken mit einer autoptisch diagnostizierten Rechtsherz-Hypertrophie. In: Cor pulmonale chronicum (Hrsg. S. Daum). Europ. Soc. Clin. Resp. Physiol./Europ. Soc. Cardiol. **221** (1977).

[15] Spencer, H.: Pathology of the lung. Pergamon Press, Oxford – New York – Toronto – Sydney – Paris – Frankfurt 1977.

[16] Teitel, P., K. Mussler: Mikrocomputergestützte Analyse des Fließverhaltens von Erythrozyten. In: Mikrozirkulation und arterielle Verschlußkrankheiten. Karger Verlag, Basel 1981.

[17] Thurlbeck, W. M.: Chronic airflow obstruction in lung disease. W. B. Saunders – Philadelphia – London – Toronto 1976.

[18] Violi, F., A. Perrone, C. Alessandri et al.: La deformabilita dei globuli rossi nell'insufficienza respiratoria cronica. La Ricerca Clin. Lab. **13**, Suppl. 3 (1983) 349.

Aminophyllin verbessert die Kontraktilität des Zwerchfells

N. Viires, M. Aubier

Aminophyllin wurde als Bronchodilatator seit vielen Jahren bei der Behandlung von obstruktiven Erkrankungen der Atemwege verwendet. Nach neueren Untersuchungen an Patienten mit akutem Asthma [1] und Normalpersonen [2] scheint die bronchodilatatorische Wirkung relativ mäßig ausgeprägt zu sein. Sie ist nur schlecht korreliert mit dem Plasmaspiegel des Pharmakons und ist schwächer als die kurzwirkenden Sympathomimetika. Ohne Zweifel bringt Aminophyllin bei der Mehrzahl der Patienten mit Obstruktion eine Besserung. Möglicherweise ist diese Besserung nicht mit dem klassischen bronchodilatatorischen Effekt sondern mit anderen Mechanismen zu erklären. Als Wirkungsmechanismus könnte eine Zunahme der Kraft in der Atemmuskulatur angenommen werden. Es ist in der Tat bekannt, daß Aminophyllin „in vitro" zu einer verstärkten Kontraktilität der Skelettmuskeln führen kann [3].

Die Wirkung von Aminophyllin auf die Kontraktilität des Zwerchfells wurde zunächst bei 8 sitzenden Normalpersonen untersucht. Das Verhältnis zwischen der elektrischen diaphragmalen Aktivität (Edi) und dem bei einer gegebenen elektrischen Aktivität erzeugten transdiaphragmalen Druck (Pdi) wurde während willkürlicher statischer, isometrischer Zwerchfellkontraktion bestimmt. Edi wurde mit Hilfe einer Ösophaguselektrode gemessen, das Signal wurde gleichgerichtet und integriert. Der transdiaphragmale Druck (Pdi) wird definiert als Differenz zwischen gastrischem und pleuralem Druck. Er wurde mit Hilfe von zwei Ballonkathetern gemessen, wobei der eine im Magen und der andere im Ösophagus plaziert war. Um den bei einer gegebenen Edi vom Zwerchfell erzeugten Druck vor und nach Gabe von Aminophyllin miteinander zu vergleichen, wurde die Länge des Zwerchfells während der Kontraktionen konstant gehalten. Das wurde erreicht durch Verschluß der Luftwege bei funktioneller Residualkapazität und Konstanthalten des Abdominaldrucks während der okkludierten Inspirationsarbeit sowie des anteroposterioren Abdominaldurchmessers, der durch ein Paar Magnetometer gemessen wurde. Der während dieses Manövers beobachtete allmähliche Anstieg der Edi und die damit verbundene Zunahme des Pdi wurden dann vor und nach der Gabe von Aminophyllin miteinander verglichen.

Aminophyllin wurde intravenös in einer Anfangsdosis von 6 mg/kg in 30 Minuten verabreicht. Die Erhaltungsdosis betrug 0.9 mg/kg/h. Die Plasmaspiegel von Aminophyllin betrugen bei den 8 Versuchspersonen im Durchschnitt 13 µl/ml.

Abbildung 1 veranschaulicht das Verhältnis zwischen Edi und Pdi bei 8 Versuchspersonen vor und nach Gabe von Aminophyllin. Ein Vergleich zwischen diesen beiden Bedingungen konnte nur bis zu einer Edi von 40% des Wertes, der während eines nicht-okkludierten TLC-Manövers gewonnen wurde. Über diesen Wert hinaus gelang es den Probanden nicht, die Länge des Zwerchfells konstant zu halten.

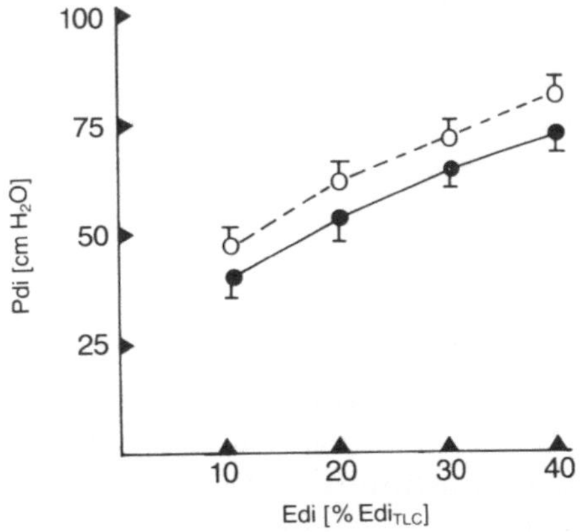

Abb. 1 Verhältnis zwischen der elektrischen Aktivität des Diaphragmas (Edi) und dem transdiaphragmalen Druck (Pdi) während willkürlicher isometrischer Kontraktion des Zwerchfells.
Edi wird angegeben in Prozent der Edi, die bei aktiver totaler Lungenkapazität gewonnen wurde (Edi_{TLC}). Die Versuchspersonen kontrahierten das Zwerchfell isometrisch bei funktioneller Residualkapazität von bis zu 40% der maximalen Edi. Es sind die an acht Versuchspersonen gewonnenen Mittelwerte dargestellt; die Balken stehen für S. E. M. (= standard error of the mean, Standard-Fehler des Mittels). Die gefüllten Kreise repräsentieren die Daten, die ohne Aminophyllin gewonnen wurden; die offenen Kreise repräsentieren die Daten, die während Aminophyllin-Infusion gewonnen wurden.

Das Verhältnis zwischen Edi und Pdi wurde durch Aminophyllin bei allen Versuchspersonen nach links verschoben, wobei der Pdi bei einer gegebenen Edi durchschnittlich um 15% anstieg. Aminophyllin erhöht daher die Stärke der Zwerchfellkontraktionen bei Normalpersonen.

Als nächstes wurde die Wirkung von Aminophyllin bei der Verhütung der Zwerchfellermüdung an vier Probanden untersucht. Dazu wurde der Druck gemessen, der vom Diaphragma durch Phrenikusreizung unter Verwendung verschiedener Frequenzen erzeugt wurde. Die Versuchsanordnung ist schematisch in Abbildung 2 dargestellt. Der rechte Phrenikus wurde elektrisch gereizt, wozu eine Oberflächenelektrode in der Supraklavikulargegend angebracht wurde. Supramaximale Reize von 0,1 msec Dauer wurden mit unterschiedlicher Frequenz – 10, 20, 50 und 100 Hz – appliziert. Der für jede Reizfrequenz erzeugte Pdi wurde, wie zuvor beschrieben, mit 2 Ballonkathetern gemessen. Der bei einer gegebenen Phrenikusreizung erzeugte Pdi ist von der Länge und Geometrie des Zwerchfells abhängig. Diese beiden Faktoren wiederum hängen vom Lungenvolumen und der Konfiguration der Brustwand ab. Um diese Faktoren konstant zu halten, wurde ein Gipsverband um das Abdomen und das untere Viertel des Brustkorbs angebracht und die Probanden wurden vor jeder Reizung bei funktioneller Residualkapazität (FRC) okkludiert. Während der Untersuchung wurde auch der endexspiratorische transpulmonale Druck (Ptp) registriert. Das EMG des Zwerchfells wurde während der Reizung mit zwei Oberflächenelektroden aufgenommen, um zu gewährleisten, daß die Position der Reizelektrode sich nicht während des Versuchs änderte. Zwerchfellermüdung wurde durch verstärktes Atmen gegen Widerstand erzeugt. Die Probanden atmeten durch einen hohen Einatmungswiderstand und entwickelten 80% ihres maximalen Pdi mit jeder Inspiration bis zur Erschöpfung. Das Atemmuster, das Atemzugvolumen und die Frequenz während der Ermüdungsversuche wurden vorgegeben und waren identisch für alle Versuchspersonen. Für jeden Probanden wurde dann Pdi gegen die Reizfrequenz aufgetragen

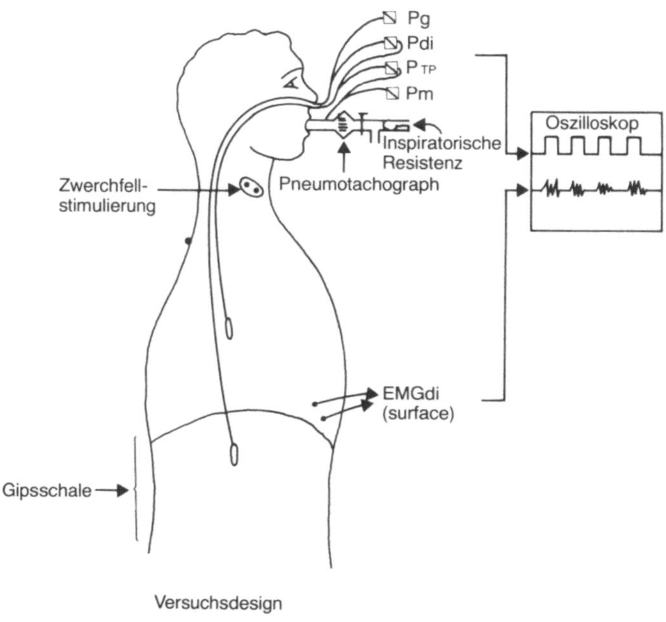

Abb. 2 **Versuchsanordnung**

(Pdi-Frequenz-Kurve). Die Messungen wurden durchgeführt an 2 verschiedenen Tagen, vor und nach identischen Ermüdungsuntersuchungen mit und ohne Aminophyllin.

Abbildung 3 zeigt in der oberen Hälfte den Einfluß von Ermüdung auf die Pdi-Frequenz-Kurve bei vier Versuchspersonen. Nach Ermüdung kommt es zu einer Pdi-Abnahme für alle Reizfrequenzen. In der unteren Hälfte sind die Kurven derselben Probanden dargestellt, die vor und nach Ermüdung bei Aminophyllin-Infusion gewonnen wurden. Aminophyllin wurde vor Beginn der Ermüdungstests in derselben Dosis wie oben gegeben und wurde während der gesamten Ermüdungsuntersuchung überprüft. Es ist zu erkennen, daß dieselbe Prozedur, die ohne Aminophyllin zu diaphragmatischer Ermüdung führt, mit

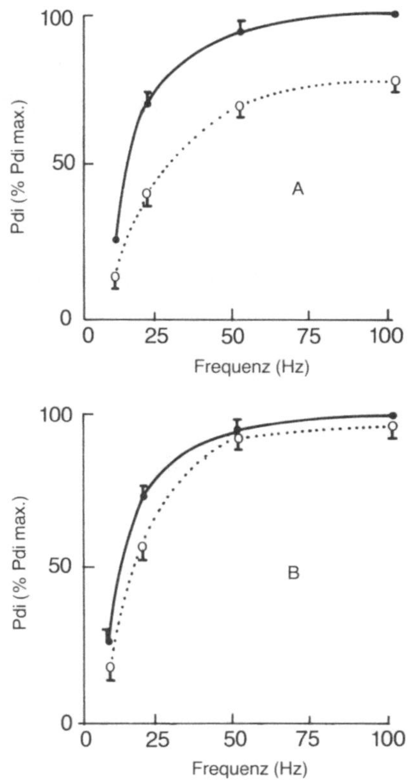

Abb. 3 Mittlerer-Druck/Frequenz-Kurven von vier Versuchspersonen vor Ermüdung (gefüllte Kreise) und fünf Minuten nach Ermüdung (offene Kreise).
Es sind die Mittelwerte von vier Versuchspersonen dargestellt; die Balken repräsentieren den Standard-Fehler des Mittels (S. E. M.). Der transdiaphragmale Druck (Pdi) ist angegeben in Prozent des Pdi, der vor Ermüdung und Reizung bei 100 Hz gewonnen wurde. Abschnitt A zeigt die Daten, die ohne Aminophyllin gewonnen wurden; Abschnitt B zeigt die Kurven, die während Aminophyllin-Infusion gewonnen wurden.

dem Pharmakon keine Ermüdung hervorruft. Aminophyllin hat somit eine präventive Wirkung auf die Zwerchfellermüdung, da während Aminophyllingabe keine diaphragmale Ermüdungserscheinung zu beobachten ist.

Unter Verwendung derselben Technik untersuchten wir weiterhin bei zwei Probanden die Wirkung von Aminophyllin nachdem eine Ermüdung des Zwerchfells erzeugt worden war (kurative Wirkung). Die Ergebnisse sind in Abbildung 4 dargestellt, die den zeitlichen Verlauf der Pdi-Änderungen bei zwei Versuchspersonen bei einer Phrenikusreizung von 20 Hz zeigt. Nach den Ermüdungsuntersuchungen kam es zu einer Pdi-Abnahme, die während der untersuchten 30 Minuten der Erholungsperiode anhielt. Die Wirkung einer Aminophyllin-Infusion (6 mg/kg in 10 Minuten) nach Durchführung von Ermüdungstests beruht auf einem raschen und starken Anstieg von Pdi. Sofort nach Beendigung der Infusion war Pdi schon erhöht im Vergleich zu den Werten vor der Verabreichung. In den wenigen Minuten nach Ende der Amino-

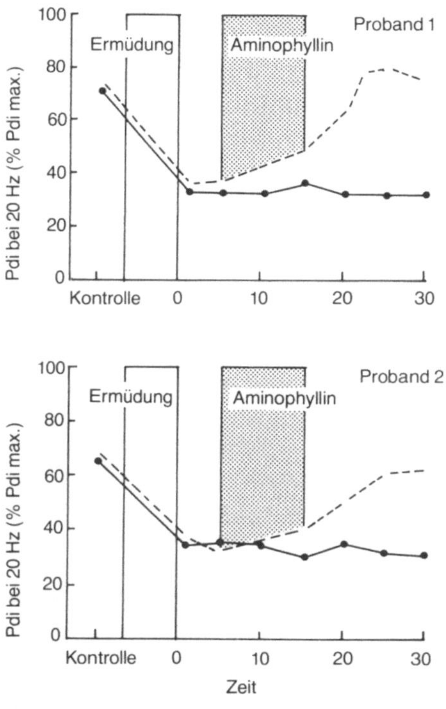

Abb. 4 Wirkung von intravenöser Verabreichung von Aminophyllin auf den transdiaphragmalen Druck bei Reizung mit 20 Hz nach Herbeiführung von Ermüdung.
Die Ergebnisse wurden an zwei Versuchspersonen gewonnen. Die Zeit ist in Minuten angegeben. Pdi ist angegeben in Prozent des Wertes, der vor Ermüdung bei Reizung mit 100 Hz gewonnen wurde. Gefüllte Kreise repräsentieren die Daten, die ohne Aminophyllin gewonnen wurden; offene Kreise repräsentieren die Daten, die unter Aminophyllingabe (6 mg pro kg in 10 Minuten) nach den Ermüdungstests gewonnen wurden.

phyllingabe stieg er weiter an, um dann in den letzten zehn Minuten der Untersuchung auf die vor der Ermüdung gemessenen Werte zurückzufallen.

Diese Befunde zeigen somit deutlich, daß Aminophyllin zu einer Verbesserung der Kontraktilität des Zwerchfells bei Normalpersonen führt und eine präventive und kurative Wirkung auf die diaphragmale Ermüdung ausübt.

Das Ausmaß des Effekts von Aminophyllin auf die Funktion der Atemmuskulatur bei Patienten mit chronisch obstruktiver Lungenerkrankung muß noch nachgewiesen werden. Es war insbesondere wichtig, die Wirkung von Theophyllin bei schwerer obstruktiver Lungenerkrankung mit Hypoxämie und Hyperkapnie zu untersuchen, d. h. im Hinblick auf zwei Faktoren, die die Kontraktilität der Atemmuskulatur beeinflussen können. Darüber hinaus war es auch von Bedeutung, die Wirkungsdauer des Medikaments bei diesen Patienten zu überprüfen, die mit einer chronischen Atembehinderung zu kämpfen haben. Wir untersuchten deshalb die Wirkung von Theophyllin auf die Kontraktilität des Zwerchfells bei Patienten mit chronisch obstruktiver Lungenerkrankung (COLD). Fünfzehn Patienten mit chronisch respiratorischer Insuffizienz aufgrund einer ständigen Obstruktion der Atemwege wurden im stabilen Stadium untersucht. Die Ursache der Erkankung war bei allen Patienten eine chronische Bronchitis. Zur Zeit der Untersuchung erhielten die Patienten keine anderen Medikamente.

Die Mittelwerte der respiratorischen Parameter und der arteriellen Blutgase bei den 15 Patienten sind in Tabelle 1 dargestellt. Sie waren alle hypoxisch und hyperkapnisch mit einem mittleren PaO_2 von 57 mmHg und einem mittleren $PaCO_2$ von 53 mmHg. Sie zeigten eine schwere Obstruktion mit einem FEV_1 von durchschnittlich 20% des berechneten Wertes, und sie waren auch überbläht, mit einer totalen Lungenkapazität (TLC) von durchschnittlich 132% der theoretisch berechneten Werte.

Alle Patienten wurden im Sitzen untersucht. Der maximale inspiratorische diaphragmale Druck, den sie erzeugen konnten, wurde durch Messung des

Tabelle 1 Lungenfunktion und Blutgasspiegel bei 15 Patienten mit chronisch obstruktiver Lungenerkrankung (COPD).

	VC (% theor.)	FEV_1 (% theor.)	TLC (% theor.)	PaO_2 (mm Hg)	$PaCO_2$ (mm Hg)
Mittelwert	61	20	132	57	53
S.D.	±10	±5	±13	±8	±3

VC = Vitalkapazität, FEV_1 = Forciertes Exspirationsvolumen in der 1. Sekunde, TLC = Totale Lungenkapazität, PaO_2 = arterieller Sauerstoffpartialdruck und $PaCO_2$ = arterieller CO_2-Partialdruck.

transdiaphragmalen Drucks (Pdi) bestimmt. Dieser wurde durch maximale Inspiration bei FRC gegen geschlossene Atemwege erzeugt. (Diese maximale statische inspiratorische Anstrengung bestand in einem diaphragmalen Müller-Versuch, d. h. maximale statische Inspiration bei maximaler Auswärtsbewegung des Abdomens.)

Die Zwerchfellermüdung wurde bei allen Patienten durch Atmen gegen Widerstand hervorgerufen. Dieser Widerstand wurde so angepaßt, daß ein Druck von 60% des maximalen transdiaphragmalen Drucks bei jeder Inspiration entwickelt wurde. Jeder Ermüdungsversuch dauerte vier Minuten. Diese Zeit wurde gewählt, da sie die für alle Patienten längste gemeinsame Dauer des Ermüdungstests darstellte. Während der Ermüdungsuntersuchung wurde das Elektromyogramm des Diaphragmas (Edi) mit einer Ösophaguselektrode aufgezeichnet. Das Signal wurde dann elektronisch gefiltert, wobei zwei Frequenzbereiche gewählt wurden: eine niedrige Frequenz (L) zwischen 25 und 45 Hz und eine hohe Frequenz (H) zwischen 150 und 350 Hz. Die durchschnittliche Amplitude des Signals in jedem Bandbereich wurde für jeden Atemzug während des Ermüdungstests bestimmt und das Hoch-zu-niedrig (H/L) Verhältnis wurde berechnet. Der zeitliche Verlauf des H/L-Verhältnisses wurde analysiert. Es zeigte sich eine 25%ige Abnahme dieses Verhältnisses im Vergleich zu den Kontrollwerten (d. h. den Werten, die zu Beginn des Tests gewonnen wurden), wobei die Zwerchfellermüdung, wie früher beschrieben [4], definiert wurde.

Während der „Kontrolle" wurden Lungenfunktionstests, fünf Messungen des maximalen transdiaphragmalen Drucks und drei Ermüdungstests mit Analyse des diaphragmalen H/L-Verhältnisses durchgeführt. Zehn Patienten erhielten dann Theophyllin oral in einer Dosierung von 13 mg/kg/Tag. Die Plasmaspiegel des Pharmakons wurden sechs Tage nach Beginn der Verabreichung gemessen und, falls nötig, wurde eine Anpassung an den üblichen therapeutischen Bereich vorgenommen. Alle Messungen wurden dann sieben und dreißig Tage nach Gabe des Pharmakons wiederholt.

Bei fünf Patienten wurde dasselbe Protokoll angewendet, sie erhielten jedoch Placebo anstelle von Theophyllin.

Die Änderungen von FEV_1, FRC sowie der maximalen endexspiratorischen Flußrate und des Atemwegswiderstands, die 30 Tage nach Gabe von Theophyllin beobachtet wurden, sind in Abbildung 5 dargestellt. FEV_1 zeigte eine leichte aber signifikante Zunahme, die mittlere Zunahme betrug durchschnittlich 200 ml/sec.

Dreißig Tage nach Verabreichung von Theophyllin wurden keine signifikanten Änderungen der funktionellen Residualkapazität (FRC), des Atemwegswiderstands und des maximalen endexspiratorischen Flusses beobachtet.

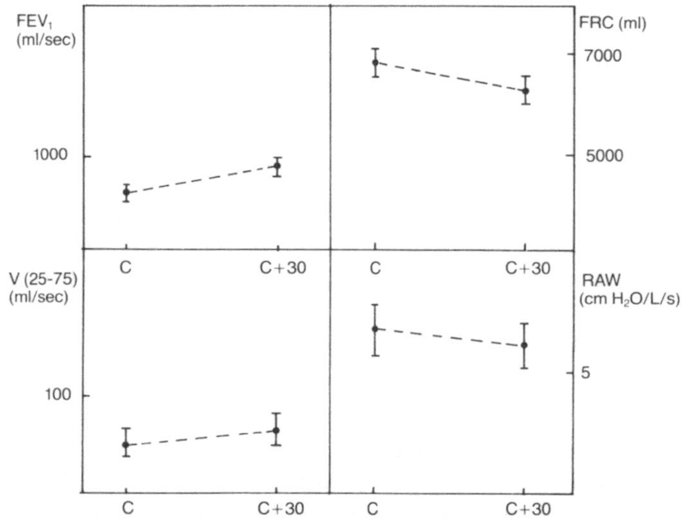

Abb. 5 Durchschnittliche Änderungen von forciertem Exspirationsvolumen in der 1. Sekunde (FEV_1), funktioneller Residualkapazität (FRC), maximaler mitt-exspiratorischer Flußrate (V 25−75) und Atemwegswiderstand (RAW), die 30 Tage nach Verabreichung von Theophyllin beobachtet wurden. Die einzige signifikante Änderung wurde bei FEV_1 gesehen; es stieg von 600 + 39 auf 823 + 72 ml/sec (p 0,002).
Die Balken geben den Standard-Fehler an.

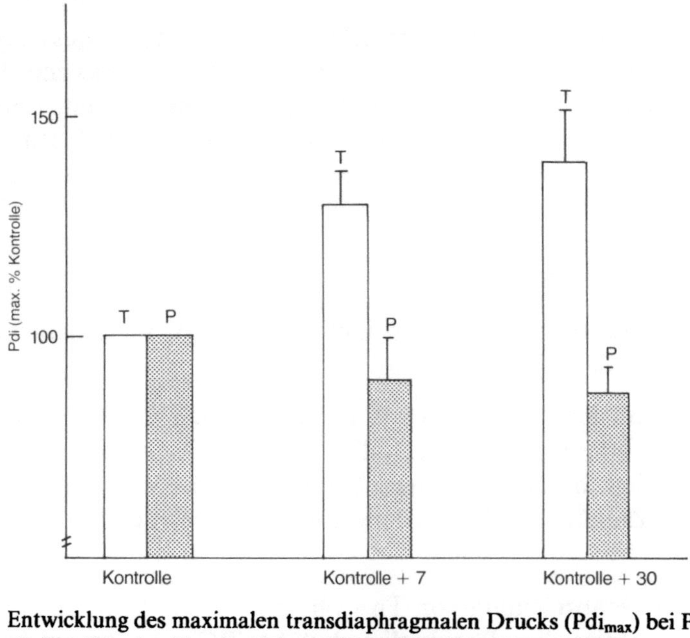

Abb. 6 Entwicklung des maximalen transdiaphragmalen Drucks (Pdi_{max}) bei Patienten, die Theophyllin (T) oder Placebo (P) nach 8 und nach 30 Tagen erhielten.
Die Balken geben den Standard-Fehler an.

Bei fünf Patienten, die Placebo anstelle von Theophyllin erhielten, ergaben sich keine Änderungen in der Lungenmechanik.

Die Entwicklung des maximalen transdiaphragmalen Drucks (Pdi_{max}) bei den beiden Patientengruppen ist in Abbildung 6 dargestellt. Theophyllin bewirkte einen signifikanten Anstieg des Pdi_{max}. Diese Zunahme wurde nach 7 Tagen beobachtet und war noch ausgeprägter, obwohl nicht signifikant, nach 30 Tagen. Im Gegensatz dazu ergab sich kein Unterschied nach Placebo. Das bedeutet, daß der Anstieg des transdiaphragmalen Drucks tatsächlich auf das Pharmakon zurückzuführen ist und nicht auf die Tatsache, daß die Patienten sich an die respiratorischen Manöver gewöhnt hatten. Die Ergebnisse legen daher nahe, daß Theophyllin bei unseren Patienten zu einer Verbesserung der diaphragmalen Kraft führte.

Die Entwicklung des H/L-Verhältnisses des EMGs bei acht Patienten während der Ermüdungstests ist in Abbildung 7 dargestellt. Während der „Kontrolle“ bewirkte der inspiratorische Widerstand in beiden Gruppen eine Ermüdung, was an der Abnahme des H/L-Verhältnisses sofort nach Applikation des Atemwiderstands zu erkennen war. Mit Theophyllin wurde keine signifikante Abnahme nach sieben Tagen beobachtet. Andererseits, Patienten, die Placebo anstelle von Theophyllin erhielten zeigten, wiederum nach 7 Tagen, eine ähnliche Abnahme des H/L-Verhältnisses.

Diese Ergebnisse verdeutlichen, daß Theophyllin die Entwicklung einer diaphramalen Ermüdung während Inspiration gegen Widerstand verhindert.

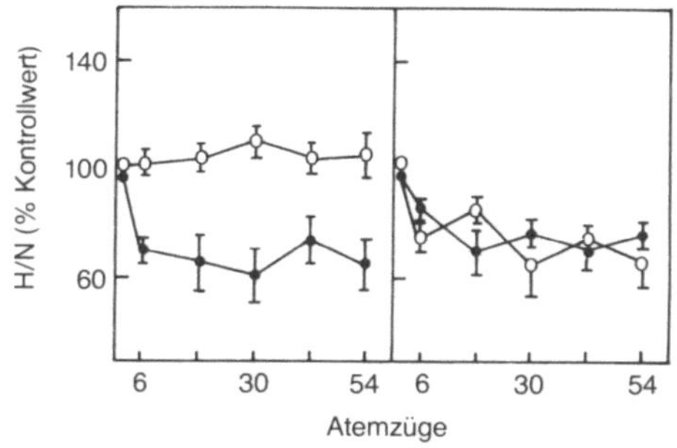

Abb. 7 Mittlere Änderung der höchsten und niedrigsten Amplitude des elektrischen Signals des Diaphragmas (H/L-Verhältnis) während dreier Atemtests gegen Widerstand bei einem Patienten, der Theophyllin erhielt (linke Bildhälfte) und einem Patienten, der Placebo bekam (rechte Bildhälfte). Gefüllte Kreise repräsentieren die drei Versuche während der Kontrollperiode, die offenen Kreise kennzeichnen die drei Versuche, die 30 Tage nach Verabreichung von Theophyllin oder Placebo durchgeführt wurden. H/L ist angegeben in Prozent des Kontrollwertes, der dem Mittelwert des H/L-Verhältnisses für die ersten drei Atemzüge der Widerstandsversuche entspricht. Die Balken repräsentieren 1 Standard-Fehler.

Aufgrund dieser Daten kann zusammenfassend gesagt werden, daß Theophyllin in therapeutischen Dosen folgendes bei Patienten mit chronisch obstruktiver Lungenerkrankung (im stabilen Stadium) bewirkt: Zunahme der diaphragmalen Kraft, Schutz des Zwerchfells vor Ermüdung. Darüber hinaus zeichnet es sich durch eine langandauernde Wirkung aus, die klinisch sicherlich von Bedeutung ist.

Literatur

[1] Rossing, T. H., C. H. Fanta, D. H. Goldstein et al.: Emergency Therapy of Asthma: Comparison of the acute effects of parenteral and inhaled sympathomimetics and infused aminophylline. Amer. Rev. Resp. Disease **122** (1980) 365–371.

[2] Estenne, M., J.-C. Yernault, A. DeTroyer: Effects of Parenteral Aminophylline on Lung Mechanics in Normal Humans. Amer. Rev. Resp. Disease **121** (1980) 967–971.

[3] Rall, T. W.: Central Nervous System Stimulants: the xanthines. In: Goodman, L. S. and A. Gilman eds. The Pharmacological Basis of Therapeutics, 6th ed., McMillan pp. 592–607, New York 1980.

[4] Gross, D., A. Grassino, W. R. D. Ross et al.: Electromyogram pattern of diaphragmatic fatigue. J. Appl. Physiol. **46** (1979) 1–7.

Einfluß der Methylxanthine auf die mukoziliare Clearance und die pulmonale Verteilung inhalierter Mikropartikel

Th. Weiss, P. Dorow, R. Felix

1. Problemstellung

Seit nahezu 50 Jahren stehen die Theophylline zur klinischen Anwendung zur Verfügung. Ihre nach oraler Applikation nur in einem schmalen therapeutischen Bereich nachzuweisenden Wirkungen auf den Respirationstrakt haben einer weiteren Verbreiterung im pneumologischen Bereich bislang im Wege gestanden, zumal in Form der Betasympathikomimetika eine Stoffklasse mit äußerst effektiver bronchospasmolytischer Potenz verfügbar war [3, 5, 7, 17].

Erst mit Einführung von reinen retardierten oralen Theophyllinpräparaten ist diese Substanzgruppe erneut in das Blickfeld des Interesses gerückt [2, 8, 12, 15]. Bei der außerordentlich individuell variablen Pharmakokinetik der Theophylline konnte erst durch die heute routinemäßig durchführbare Bestimmung der Serum-Theophyllin-Spiegel ein objektives Korrelat zum klinischen Eindruck geschaffen werden.

Die vorliegenden Untersuchungen beziehen sich auf die beiden unterschiedlich retardierten Präparate Neobiphyllin® (Theophyllin, Proxyphyllin, Diprophyllin) und Uniphyllin® (wasserfreies Theophyllin).

2. Patienten und Medikation

Untersucht wurden 28 überwiegend ambulante Patienten mit chronisch obstruktiver Bronchialerkrankung. Es handelte sich um 18 Patienten mit chronisch obstruktiver Bronchitis, 6 Patienten mit obstruktivem Emphysem sowie um 4 Patienten mit Asthma bronchiale. Das Durchschnittsalter der 19 männlichen und 9 weiblichen Patienten betrug 49,7 $\pm$ 7,8 ($\bar{x} \pm$ SD) Jahre; ihr mittleres Gewicht lag bei 64,4 $\pm$ 5,9 kg. Es wurden zwei Prüfgruppen (je $n = 14$) gebildet, die sich hinsichtlich Erkrankungsausprägung, Geschlecht und Lebensalter weitgehend entsprachen.

Je einer Prüfgruppe wurde die Methylxanthin-Kombination Neobiphyllin® (Theophyllin, Proxyphyllin, Diprophyllin) bzw. Uniphyllin® (400 mg wasserfreies Theophyllin) oral appliziert. Neobiphyllin® wurde vom 1. bis 3. Tag in einer Dosierung von 2 mal 2 Dragees/die verabreicht; vom 4. bis 6. Tag wurde eine Erhaltungsdosis von 2 mal 1 Dragee/die appliziert. Uniphyllin® wurde stets im 24-h-Intervall als Einzeldosis angeboten. Die Bestimmung der Serum-Theophyllin-Spiegel erfolgte mittels des Radioimmunoassay-Verfahrens, wobei die Wirkspiegel jeweils am 4. Behandlungstag ermittelt wurden. Im intraindividuellen doppelblind überkreuzten Vergleich erfolgte jeweils sechs Tage nach randomisierter Anwendungsfolge von Verumdosis und Placebo eine erste Messung der mukoziliaren Clearance, der sich im Sechs-Tagesabstand die Kontrollmessung anschloß. Die relativ konsolidierte Erkrankungsphase der Patienten ließ die Durchführung einer den Untersuchungen vorausgehenden viertägigen Wash-out-Periode zu.

3. Methodik

Zur Inhalation wurde ein Radioaerosol mit maximalen Anwesenheitshäufigkeiten für 0,5 und 4 μm große Teilchen angeboten (Größenverteilungsprofil der Schwebeteilchen in Abb. 1).

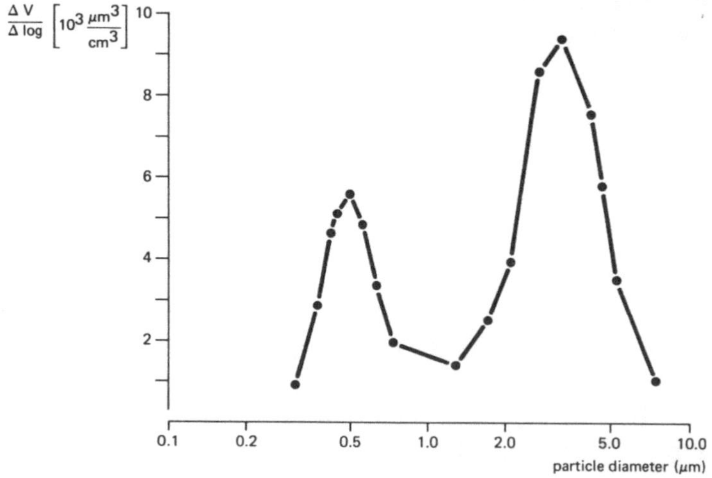

Abb. 1 Größenverteilungsspektrum der vernebelten Millimikrosphären. Maximale Anwesenheitshäufigkeiten für 0,5 und 4 μm große Schwebeteilchen (Größenbestimmung im optischen und elektrostatischen Meßfeld, Technische Universität Berlin).

Die Inhalation des Aerosols einer Aktivität von 5 mCi erfolgte stets in sitzender Position für eine Dauer von 5 min. Anschließend wurde am liegenden Patienten die pulmonale Radioaktivität aus ventraler Gammakameraposition über einen Zeitraum von 120 min kontinuierlich registriert und auf Magnetband bzw. Magnetplatte gespeichert.

Die diagnostische Auswertung des inhalationsszintigraphischen Bildes hat deskriptiven Charakter und orientiert sich an Struktur- bzw. formanalytischen Merkmalen wie: Homogenitätsgrad der pulmonalen Partikelverteilung sowie Vollständigkeit bzw. Unversehrtheit der Lungenrandkonturen. Das Verhältnis

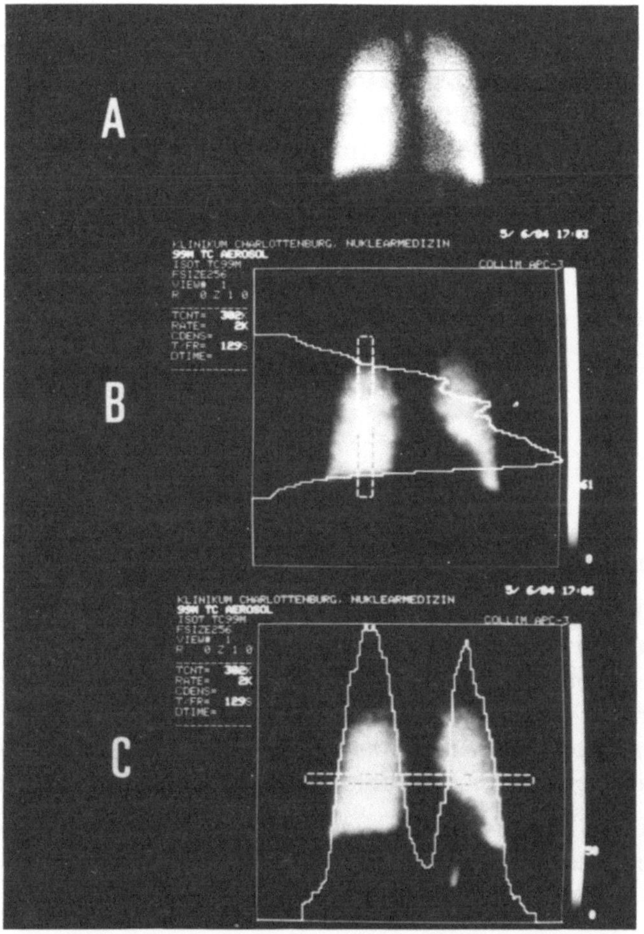

Abb. 2 Visuelle Analyse einer physiologischen pulmonalen Verteilung der Radioaerosolpartikel. Die Interpretation des szintigraphischen Eindrucks (A) wird durch Etablierung longitudinaler (B) und transversaler (C) Aktivitätsprofile unterstützt.

von apicaler zu medialer und caudaler Aerosolverteilung läßt sich durch Legung longitudinaler Aktivitätsprofile prüfen. Die Profillegung in horizontaler Richtung erlaubt die schnelle halbquantitative Abschätzung von Rechts-Links-Differenzen der pulmonalen Partikeldeposition (Abb. 2).

Aerosol-Penetrations-Index (API)

Der API beschreibt auf quantitative Art das Eindringvermögen der inhalierten Aerosolteilchen in die Lungenperipherie [16, 19]. Die Relation von peripherer zu zentraler pulmonaler Radioaktivität hängt unmittelbar vom Öffnungsgrad der intermediären bzw. peripheren Atemwege ab. Mit steigender Atemwegsobstruktion gelangt ein zunehmend geringerer Anteil der inhalierten Partikel in die pulmonalen Randgebiete. Zur Indexbildung werden die während der ersten 60 sec nach Inhalationsende registrierten Impulse elektronisch selektierter peripherer und zentraler regions of interest (ROI) herangezogen. Nach Korrektur auf die individuelle Feldgröße jeder ROI (Impulszahl jeder ROI dividiert durch die Zahl der Einzelbildpunkte der betreffenden ROI) errechnet sich die mittlere Radioaktivität der peripheren und zentralen Lungenareale.

Der eigentliche Index ist durch den Quotienten:

$$\frac{\text{Radioaktivität-peripher}}{\text{Radioaktivität-zentral}}$$

beschrieben.

Mukoziliare Clearance

Der oralwärts gerichtete mukoziliare Transport der inhalierten Aerosolteilchen kann durch kontinuierliche Registrierung kameraszintigraphischer Sequenzen bildhaft dargestellt werden (Abb. 3). Die Messungen erfolgen aus ventraler Kameraposition für eine Dauer von 120 min. Unter physiologischen Bedingungen äußert sich der adorale Partikeltransport in einer ab etwa der 60. min einsetzenden radioaktiven Markierung der Tracheobronchialbifurkation.

Nach Korrektur auf die Zerfallskonstante des ^{99m}Tc lassen sich die zu definierten Zeitpunkten gemessenen Impulsraten in Form von Zeitaktivitätskurven darstellen.

Die mukoziliare Klärrate der inhalierten Teilchen wird hierbei als prozentualer Anteil der initial registrierten Radioaktivität (, die gleich 100% gesetzt wird) angegeben [20, 21, 22].

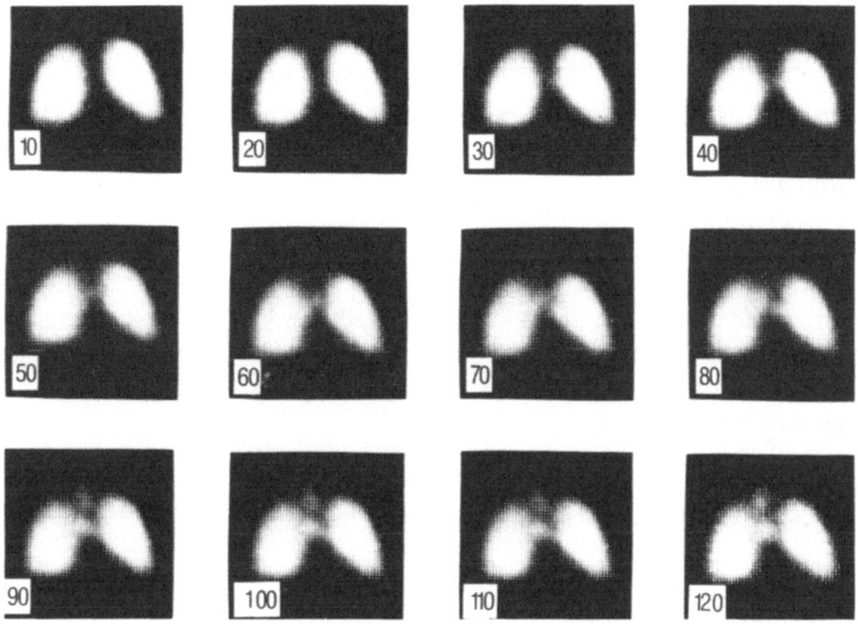

Abb. 3 Sequenzielles Radioaerosolszintigramm mit bildhafter Darstellung der mukoziliaren Clearance. Die Impulssammeldauer jedes Einzelbildes beträgt 10 min. Mit zunehmendem Zeitintervall zum Inhalationszeitpunkt markieren die oralwärts wandernden Aerosolpartikel den Tracheobronchialbaum.

4. Strahlenbelastung

Die Frage der Strahlenbelastung durch nuklearmedizinische Untersuchungen gewinnt zunehmend an Bedeutung. Zum einen trägt die steigende Tendenz derartiger Untersuchungen zur Strahlenbelastung der Bevölkerung bei, zum anderen senkt der sich in letzter Zeit vermehrt durchsetzende Trend zum Einsatz kurzlebiger Radionuklide das strahlungsbedingte Individualrisiko des Patienten.

Die im hier verwendeten Inhalationssystem befindliche Aktivität (von 5 mCi) verbleibt zum überwiegenden Teil im bleiabgeschirmten Verneblerdepot und trägt daher zur Strahlenbelastung nicht bei. Die im Vergleich zu Lungenperfusionsszintigraphien mit Injektionen definierter Aktivitätsmengen (3 mCi ^{99m}Tc) vorgenommenen Quantifizierungen der inhalierten Aktivität ergaben, daß durchschnittlich lediglich 3 Prozent der angebotenen Radioaktivität in die Lunge gelangen. Dieser Wert ist in Abhängigkeit von Atemfrequenz, Atemtiefe, Teilchengröße der Inhalatpartikel und Geometrie des Bronchialsystems variabel.

Eine Reihe von Faktoren muß bei der Berechnung der Strahlenbelastung nach Inkorporation eines radioaktiven Stoffes berücksichtigt werden [24, 25]. So hängt der Grad der Strahlenbelastung ab:

1. von den physikalischen Eigenschaften der verwendeten Radionuklids,
2. von den radiochemischen und radiopharmakologischen Qualitäten des Radiopharmakons,
3. von der Biokinetik des Pharmakons sowie
4. von den anatomischen Gegebenheiten.

Entsprechend einem von Short et al. mitgeteilten rechnerischen Ansatz, der die von Emery und Fowler entwickelten theoretischen Grundlagen berücksichtigt, wird im Nachfolgenden die Strahlendosisberechnung für das „kritische" Organ Lunge durchgeführt [16].

Die absorbierte Strahlendosis D errechnet sich aus:
$2{,}13 \times c \times (\bar{E}_l + \bar{E}/\Delta/) \times t_E \times 1{,}44$ rad.

Es bedeuten hierbei:

c = Konzentration der inkorporierten Aktivität (μCi/g)
$\bar{E}_l$ = Mittlere Energie (MeV) der am Emissionsort absorbierten Strahlungen (z. B. Betastrahlung, weiche Röntgenstrahlung)
$\bar{E}/$ = Mittlere Energie (MeV) der emittierten Gammastrahlung
$\Delta/$ = Absorbierte Fraktion („Bruchteil") der Gammastrahlung
t_E = effektive HWZ

Folgende Bedingungen bzw. Gegebenheiten wurden bei der Berechnung der absorbierten Energiedosis unterstellt:

1. Inhaliert werden 0,5 u. 4 μm große ^{99m}Tc-Millimikrosphären.
2. Es besteht eine annähernd gleichmäßige Verteilung des Tracers im Bereich der Lunge.
3. Das Lungengewicht beträgt 1 kg.
4. Die absorbierte Fraktion der ^{99m}Tc-Strahlung beträgt 0,14.
5. $\bar{E}l$ = 0,014 MeV und $\bar{E}/$ = 0,126 MeV.
6. Die insgesamt pulmonal deponierte Radioaktivität beträgt 150 μCi (bei 5 mCi Ausgangsaktivität im Verneblerdepot).
7. 35% (= 52,50 μCi) der insgesamt deponierten aerosolgebundenen Aktivität wird durch das mukoziliare Klärsystem mit einer biologischen HWZ von 3,5 h eliminiert. Es resultiert eine effektive HWZ von 1,71 h.
8. 65% (= 97,50 μCi) der insgesamt deponierten Aerosolteilchen unterliegen biologischen Klärprozessen, die zeitlich oberhalb der physikalischen HWZ des ^{99m}Tc liegen. Die effektive HWZ beträgt in diesem Fall 6 h.

$$D = 2,13 \times ((52,50)(1,71) + (97,50)(6)) \times (0,014 + (0,126)(0,14)) \times 1,44 \text{ rad}$$
$$= 2,13 \times 674,77 \times 0,03164 \times 1,44 \text{ mrad}$$
$$= 65,48 \text{ mrad.}$$

Für den Fall, daß eine mukoziliare Klärtätigkeit völlig fehlen sollte, entspricht die effektive HWZ der physikalischen HWZ des inhalierten ^{99m}Tc (6h). Unter diesen Umständen gilt:

$$D = 2,13 \times (150)(6) \times 0,03164 \times 1,44 \text{ mrad}$$
$$= 87,34 \text{ mrad.}$$

5. Ergebnisse

Der mittlere API zeigte sich nach Applikationen beider Pharmaka trendartig verbessert, ohne daß statistisch signifikante Unterschiede zur Placebodosierung angetroffen wurden (Abb. 4).

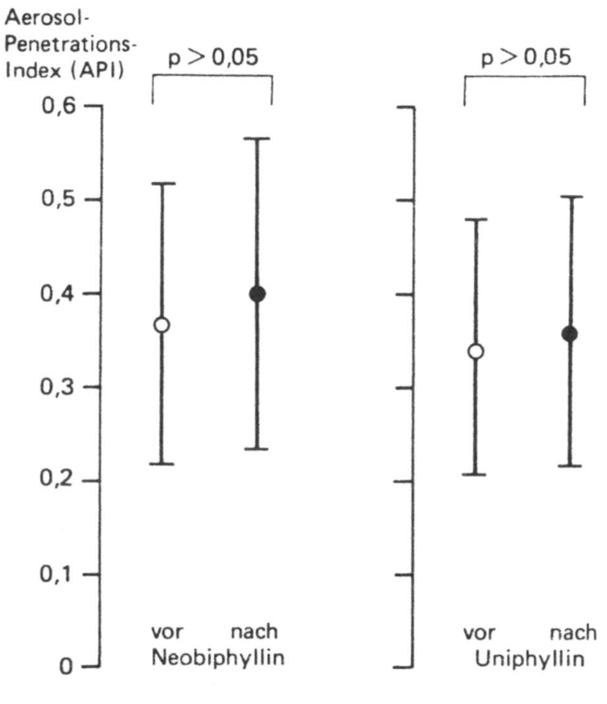

Abb. 4 Aerosol-Penetrations-Indices (jeweils Mittelwert und Standardabweichung) nach oraler Applikation von Neobiphyllin® und Uniphyllin®.

Hingegen bewirkte Neobiphyllin® eine deutliche Beschleunigung der mukoziliaren Clearance, die ab der 60. min durch statistisch signifikant ($p < 0,05$) differierende Mittelwerte abzusichern war (Abb. 5).

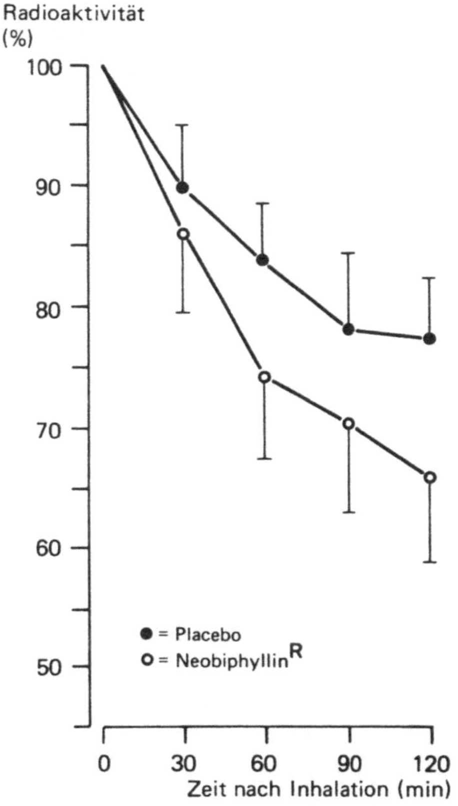

Abb. 5 Mukoziliare Eliminationskurven ($\bar{x} \pm SD$) bei 14 Patienten mit chronisch obstruktiver Bronchialerkrankung nach oraler Applikation von Neobiphyllin®. Die Mittelwerte differieren nach Ablauf der 60. min mit statistischer Signifikanz ($p < 0,05$).

Auch die Applikation von Uniphyllin® bewirkte eine raschere Elimination der Radioaerosolpartikel; die Mittelwertsdifferenzen zeigten zum Meßzeitpunkt der 90. min statistische Signifikanz ($p < 0,05$, Abb. 6).

6. Diskussion

Eine z. T. hochgradige Einschränkung der mukoziliaren Reinigungsleistung ist ein bei Patienten mit chronisch obstruktiver Atemwegserkrankung regelhaft

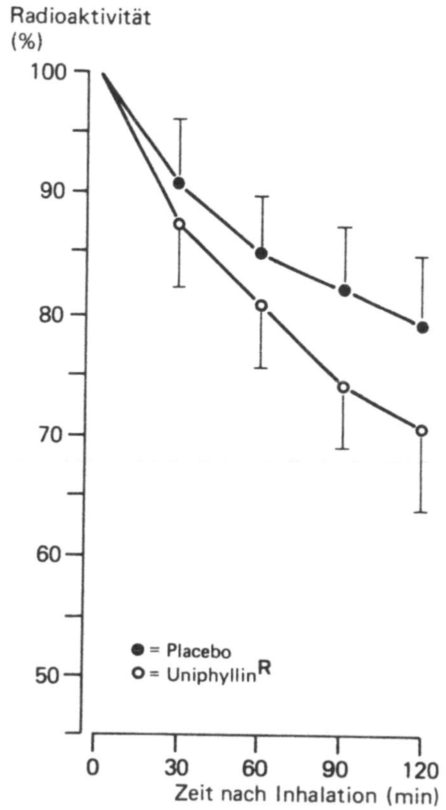

Abb. 6 Mukoziliare Ausscheidungskurven ($\bar{x} \pm SD$) bei 14 Patienten mit chronisch obstruktiver Atemwegserkrankung nach oraler Applikation von Uniphyllin®. Die statistische Mittelwertsdifferenz liegt nach Ablauf der 90. min auf dem Signifikanzniveau von 5%.

anzutreffender Zustand [1, 4, 10, 11, 13, 16, 19, 20, 21, 22]. Die Stagnation des entzündungsbedingt veränderten und vermehrt produzierten tracheobronchialen Mukus verschlechtert durch endobronchiale Obstruktion die Ventilationsverhältnisse und erhöht die Irritabilität der Atemwegsschleimhaut. Die Reduzierung der mukoziliaren Leistungsbereitschaft ist nicht nur im Sinne einer Frühschädigung mit pathogenetischer Schlüsselfunktion anzusehen, sondern sie unterhält in den klinisch weiterentwickelten Stadien den Krankheitsprozeß und trägt zu seinem weiteren Fortschreiten bei.

In dieser Situation erscheinen therapeutische Bemühungen sinnvoll, die neben einer symptomatischen Komponente auch einen kausalen Ansatz beinhalten, der auf eine Verbesserung der Mukoziliarfunktion abzielt. Mit Hilfe der Radioaerosolszintigraphie läßt sich auf nichtinvasivem Wege unter Nutzung weitgehend physiologischer Depositionsbedingungen der inhalierten Testpartikel die Effektivität clearancebeeinflussender Pharmaka untersuchen. Wegen der relativ großen interindividuellen Schwankungsbreite der mukoziliaren Kläreffektivität wurde der intraindividuelle Prüfansatz gewählt. Hierbei stellt der Patient nach Austausch der Wirkstoff- bzw. Placebomedikation in einer zweiten Clearanceprüfung seine eigene Kontrollperson dar.

Schon unter physiologischen Bedingungen ist die Wechselbeziehung zwischen dem vorrangigen pulmonalen Depositionsort inhalierter Partikel und deren extern meßbarer Wanderungsbewegung sehr eng.

Bei der Interpretation von Clearanceresultaten, die an Patienten mit chronisch obstruktiver Bronchialerkrankung gewonnen wurden, gelten die genannten Abhängigkeiten in verstärktem Maße. Die hier mit steigendem Stenosierungsgrad der proximalen Atemwege hilusnah zunehmende Aktivitätsmenge wird scheinbar schneller adoral geklärt als dies bei lungengesunden Personen der Fall ist.

Dieses, auf die initiale Eliminationsphase beschränkte, Phänomen hat im wesentlichen zwei Ursachen.

Zum einen bewirkt die im prästenotischen zentralen Atemwegsbereich deponierte Aerosolakkumulation bei den COLD-Patienten eine unverhältnismäßig hohe 0-min-Ortsimpulsrate, die beim adoralen Transport des radioaktiven Mukus in der Zeiteinheit unphysiologisch rasch abfällt.

Zum anderen entspricht der zentrale und intermediäre Lungenbereich bei chronisch bronchialobstruktiven Patienten in stärkerem Maße einem unidirektionalen Abflußkompartiment, da durch den pathologisch herabgesetzten Partikelnachschub aus der Lungenperipherie der Transitcharakter der zentraleren Auswertezonen weniger deutlich ausgeprägt ist. Die nur schwach ausgebildeten Mukuseinstromphänomene in den proximalen Atemtrakt führen initial zu einem scheinbar vollständigeren Klärresultat für die Lungenzentralregion.

Diese Beobachtung gilt bevorzugt für Patienten mit chronisch obstruktiver Bronchitis und für solche mit obstruktivem Emphysem, bei denen im fortgeschrittenen Erkrankungsstadium schwere Schädigungen des peripheren clearance-befähigten Bronchialepithels angetroffen werden.

Demgegenüber erwies sich die periphere Mukoziliarfunktion bei Patienten mit Asthma bronchiale deutlich weniger beeinträchtigt, sodaß in diesen Fällen relevante Einstromphänomene aus der Lungenperipherie in den zentralpulmonalen Bereich zu beobachten waren.

Beim obstruktiven Syndrom sind mukoziliare Clearancemessungen im weiter distal gelegenen Atemwegsabschnitt durch den Umstand erschwert, daß sich genauere Informationen über den tatsächlichen initialen Verbleib der inhalierten Aerosolpartikel kaum geben lassen.

Die mit Hilfe des Aerosol-Penetrations-Index am anterior-posterioren szintigraphischen Bild gemessenen linearen Eindringtiefen der Testpartikel reflektieren nur annähernd den tatsächlichen Penetrationsgrad des Aerosols in die Lungenperipherie.

Der überwiegende Teil der tracheo-alveolären Distanz ist durch relativ wenige großkalibrige Atemwegsgenerationen repräsentiert. Dies bedeutet, daß eine periphere kameraszintigraphische Auswertezone außer den kleinen Atemwegen bzw. der Alveolarregion immer auch einen Anteil größerkalibriger Segment- bzw. Subsegmentbronchien miterfaßt. Darüber hinaus lassen die quantitativen Parameter des API sowie der 24-h-Deposition Irregularitäten der regionalen pulmonalen Aktivitätsverteilung unberücksichtigt. Letztere können unserer Erfahrung nach besser durch die direkte visuelle Analyse der kameraszintigraphischen Bildeindrücke erfaßt werden.

Die durch Theophylline vermittelte Verbesserung der pulmonalen Selbstreinigung bezieht sich vermutlich sowohl auf die ziliare als auch auf die muköse Komponente des Flimmerhaar-Schleim-Systems. So konnten Iravani und Melville am isolierten Tierpräparat einen theophyllinabhängigen positiven ziliomotorischen Effekt beobachten [6]. Whimster und Reid konnten zeigen, daß die Sekretionsleistung menschlicher submuköser Bronchialdrüsen durch Theophyllin stimulierbar ist, wobei sich diese Beobachtung sowohl auf normale als auch auf hypertrophierte Schleimdrüsen übertragen ließ [23].

Den zuletztgenannten, sekretverändernden Eigenschaften des Theophyllins kommt deshalb besondere Bedeutung zu, da im fortgeschrittenen Erkrankungsstadium der COLD der ziliare Ansatzpunkt therapeutischer Bemühungen in den Hintergrund tritt. In dieser Situation begrenzt die Denudierung des zilientragenden Bronchialepithels die ziliomotorische Wirkkomponente des Theophyllins bzw. läßt sie nicht mehr zum tragen kommen. Rheologische Merkmale des bronchialen Mukus bestimmen jetzt seine adorale Transportabilität.

Die in Form von Retardtabletten durchgeführte Dauertherapie soll möglichst geringe Schwankungen der Serumkonzentrationen und ein dem Verlauf des Krankheitsbildes (Tag-Nacht-Rhythmus) angepaßtes Theophyllinangebot sichern. Dies gilt nicht nur für die Aufrechterhaltung eines stabilen bronchospasmolytischen Effekts, sondern ist auch hinsichtlich einer länger andauernden positiven Beeinflussung der Mukoziliarfunktion von Bedeutung.

Die Galenik der beiden untersuchten Retardpräparate gewährleistete therapeutisch wirksame Serum-Theophyllin-Spiegel (7,9 bis 8,5 mg/l), die sich bei Berücksichtigung des unterschiedlichen Dosierungsintervalls beider Pharmaka (Neobiphyllin®: 12h, Uniphyllin®: 24h) nahezu entsprachen.

Die von anderen Arbeitsgruppen bislang mitgeteilten Resultate deuten darauf hin, daß die Theophylline ähnlich wirksame und verläßliche Stimulatoren der mukoziliaren Clearance darstellen wie die Betasympathikomimetika [9, 14, 18].

Literatur

[1] Camner, P., B. Mossberg, K. Philipson: Tracheobronchial clearance and chronic obstructive lung disease. Scand. Rev. Respir. Dis. **54** (1973) 272–281.

[2] Dorow, P.: Vergleichende Untersuchungen von Terbutalin (Bricanyl) und Theophyllin-Äthylendiamin (Euphyllin retard) hinsichtlich der Beeinflussung von Resistance, closing volume und blutgasen. Therapiewoche **28** (1979) 9422–9426.

[3] Dorow, P.: Langzeituntersuchungen mit einem neuen Beta-2-Sympathikomimetikum (Spiropent). Therap. Gegenw. **6** (1978) 919–922.

[4] Felix, R., J. P. Hedde, H. J. Zwicker et al.: Mukoziliäre Klärfunktion unter β-adrenerger Stimulation mit Fenoterol. Prax. Pneumol. **32** (1978) 777–782.

[5] Geisler, L. S.: Bronchospasmolytika. Prax. Pneumol. **35** (1981) 295–301.

[6] Iravani, J., G. N. Melville: Effects of drugs and environmental factors on ciliary movement. Respiration **32** (1975) 157–164.

[7] Kaik, G.: Bronchospasmolytika und ihre klinische Pharmakologie. Urban und Schwarzenberg, München 1980.

[8] Kaik, G., W. Brüller: Zur biologischen Verfügbarkeit verschiedener Theophyllinretard-Präparationen. Atemw.-Lungenkrkh. **3** (1983) 83–88.

[9] Matthys, H., E. Vastag, G. Daikeler et al.: Beeinflussung der mukoziliaren Clearance durch Theoppyllin-Ettylendiamin und Pindolol bei Patienten mit chronischer Bronchitis. Therapiewoche **33** (1983) 1003–1007.

[10] Mossberg, B., P. Camner: Mucociliary transport and cough als clearance mechanisms in obstructive lung disease. Eur. J. Respir. Dis. **61** (1980) 18–20.

[11] Mossberg, B., K. Strandberg, K. Philipson et al.: Tracheobronchial clearance and beta-adrenoceptor stimulation in patients with chronic bronchitis. Scand. J. Respir. Dis. **57** (1976) 281–289.

[12] Nolte, D., M. Neumann: Uniphyllin®: Pharmakokinetische Untersuchungen mit einem neuen Retardpräparat. Therapiewoche **33** (1983) 1138–1141.

[13] Santa Cruz, R., J. Landa, J. Hirsch et al.: Tracheal mucus velocity in normal man and patients with obstructive lung disease; effects of terbutaline. Am. Rev. Respir. Dis. **109** (1974) 458–463.

[14] Schmidt, G., C. Ranke, H. Creutzig et al.: Optimierung der Therapie mit Theophyllin-Präparaten bei obstruktiven Ventilationsstörungen. 4. Einfluß von Theophyllin auf mukoziliare Clearance und den maximalen inspiratorischen Mundokklusionsdruck. Prax. Klin. Phneumol. **37** (1983) 154–160.

[15] Schroers, M., H. P. Koch: Vergleichsuntersuchung mit drei reinen, retardierten Theophyllin-Präparationen. Med. Klin. Prax. **78** (1983) 44–52.

[16] Short, M. D., D. J. Dowsett, P. J. D. Heaf et al.: A comparison between monodisperse Tc-99m-labeled aerosol particles and Kr-81m for the assessment of lung function. J. Nicl. Med. **20** (1979) 194–200.

[17] Staib, A. H.: Theophyllin – klinische Pharmakologie. Atemw.-Lungenkrkh. **3** (1983) 89–90.

[18] Sutton, P. P., D. Pavia, J. R. Bateman et al.: The effect of oral aminiphylline on lung mucociliary clearance in man. Chest **80** (1981) 889–891.

[19] Thomson, M. L., M. D. Short: Mucociliary function in health, chronic obstructive airway disease, and asbestosis. J. Appl. Physiol. **26** (1969) 535–539.

[20] Weiss, Th., P. Dorow, R. Felix: Continuous aerosol inhalation scintigraphy in the evaluation of early and advanced airways obstruction. Eur. J. Nucl. Med. **9** (1984) 62–67.

[21] Weiss, Th., P. Dorow, R. Felix: Tracheobronchiale Clearance und pulmonale Aerosolverteilung bei chronisch obstruktiver Bronchialerkrankung unter beta-2-adrenerger Stimulation mit Reproterol. Therapiewoche **33** (1983) 4022–4028.

[22] Weiss, Th., P. Dorow, R. Felix: Effects of a beta adrenergic drug and a secretolytic agent on regional mucociliary clearance in patients with COLD. Chest **80** (1981) 881–884.

[23] Whimster, W. F., L. Reid: The influence of dibutyryl cyclic adenosine monophosphate and other substances on human bronchial mucus gland discharge. Exp. Mol. Pathol. **18** (1973) 234–240.

[24] Wolf, R.: Die Strahlenbelastung des Patienten durch nuklearmedizinische Untersuchungen. Ther. d. Gegenw. **119** (1980) 665–688.

[25] Wolf, R., K. Hahn: Die Strahlenbelastung des Patienten durch Applikation radioaktiv markierter Kolloide. Fortschr. Röntgenstr. **123** (1975) 324–328.

Nächtliches Asthma

M. R. Hetzel MD, MRCP

Schon seit langem ist bekannt, daß nächtliches Asthma einen besonders schweren Verlauf nehmen kann [1, 2]. Die klinische Bedeutung dieses Phänomens wurde jedoch erst in den letzten Jahren erkannt. Mittlerweile gibt es bereits eine umfangreiche Literatur zu diesem Thema. Im folgenden möchte ich versuchen, den derzeitigen Wissensstand kurz zu skizzieren.

Nachts und früh morgends auftretende Atemnot läßt auf ein schlecht eingestelltes, unter Umständen sogar lebensbedrohliches, Asthma schließen. Cochrane und Clark [3] berichteten über 19 Patienten, die an Asthma starben, 13 davon bei nächtlichen Anfällen. Bei einer Untersuchung von 1169 Asthmapatienten, die in das Brompton Krankenhaus [4] eingewiesen wurden, stellten wir bei 9 einen plötzlichen Atemstillstand fest, der bei 3 dieser Patienten zum Tod führte. Bei allen zeigten die vor diesen Attacken durchgeführten Peak-Flow-Messungen eine schwere nächtliche Bronchokonstriktion mit einem mehr als 50%-igen Abfall des Peak-Flows. Acht Asthmaanfälle traten zwischen 24.00 und 06.00 Uhr auf. Bei der Einweisung war kein Patient als schwerer Asthmafall eingestuft worden. Bateman und Clark [5] berichteten über 2 Patienten die außerhalb der Klinik eines plötzlichen Todes gestorben waren. Die Peak-Flow-Messungen kurz vor ihrem Tod zeigten einen ähnlichen Befund. Ein Bericht in der Lancet [6] verglich die Ergebnisse von 4 Studien über Todesfälle infolge Asthma, wobei festgestellt wurde, daß von 219 Patienten 93 in der Zeit zwischen 24.00 und 08.00 Uhr verstorben waren. Die nächtliche Sterberate für Asthmapatienten liegt damit um 28% über der des Tages, während sie bei anderen Krankheiten nur um 5% höher liegt.

Diese Beobachtungen bildeten den Ausgangspunkt für weitere Studien zur Ätiology nächtlicher Asthmaanfälle. Allgemein wird die Ansicht vertreten, daß den Asthmaanfällen extrem starke zirkadiane Schwankungen des Atemwegsdurchmessers, ausgelöst durch Hyperreagibilität der Bronchien, zugrunde liegen. Dieser zirkadiane Rhythmus läßt sich in anhand vieler Lungenfunktionsprüfungen bei gesunden Personen nachweisen. Regelmäßige Peak-Flow-Messungen (mindestens viermal täglich) über einen Zeitraum von mehreren Tagen bieten die beste Möglichkeit die zirkadianen Schwankungen zu verfolgen. Gesunde Personen weisen Schwankungen der Peak-Flow-Amplitude von bis zu 8% auf, wobei Abweichungen von mehr als 20% sehr unwahrscheinlich sind. Die Amplituden symptomatischer Asthmatiker weichen um mehr als 20% vom Durchschnittswert ab, obwohl Patienten mit geringgradigem Asthma bei guter Einstellung innerhalb des Normalbereichs bleiben können.

Ryan et al. [8] erkannten einen Zusammenhang zwischen der bronchialen Hyperreagibilität und der Amplitude des Peak-Flow-Rhythmus. Sie konnten nachweisen, daß der PC_{20} (Schwellenwert für die Konzentration der Histamininhalation, die einen 20%-igen Abfall der FEV_1 bewirkt) sowohl bei Asthmatikern als auch bei Gesunden direkt mit dem morgendlichen Tief des Peak-Flow korrelierte, d. h. je ausgeprägter die bronchiale Hyperreagibilität, desto stärker der nächtliche Abfall des Peak-Flow. Umgekehrt konnte der PC_{20} durch eine Verbesserung des Peak-Flow nach Salbutamolinhalation günstig beeinflußt werden. Dieser Zusammenhang wird noch deutlicher durch die Tatsache, daß nächtliche Asthmaanfälle durch lösliche Allergene wie sie z. B. in Samen [9], Vogeleiweiß [10] und Isocyanatverbindungen [11] enthalten sind, provoziert werden können. Eine zunehmende Hyperreagibilität der Bronchien während der Erholungsphase könnte die Ursache für den Anstieg der Peak-Flow-Amplitude sein, wie er oft bei stationären Patienten während der Erholungsphase nach einem akuten Asthmaanfall beobachtet wurde, wenn das Risiko eines plötzlichen Todes am größten ist [4].

Die Mechanismen, die der normalen zirkadianen Rhythmik der Atemwegsdehnung zugrunde liegen, sind noch wenig erforscht. Der Rhythmus ähnelt anderen Körperrhythmen wie zum Beispiel dem der Körpertemperatur. Studien an asthmatischen Schichtarbeitern haben gezeigt, daß sich der Rhythmus des Peak-Flow bei einigen Patienten sehr rasch anpaßte, daß aber bei häufigem Schichtwechsel tendenziell niedrigere Amplituden des Peak-Flow-Rhythmus zu beobachten waren [12]. Demnach wäre anzunehmen, daß Asthmaanfälle durch den Schlafzustand begünstigt werden. Studien an Patienten mit manipuliertem Schlaf oder Schlafentzug [13] ließen jedoch keinen eindeutigen Zusammenhang zwischen Schlaf und nächtlicher Bronchokonstriktion erkennen. Während nachts bei einigen Patienten kein Abfall des Peak-Flow zu beobachten war, bevor man ihnen erlaubte zu schlafen, zeigten andere bereits im Wachzustand einen Abfall. Umfangreichere Studien untersuchten den Zusammenhang zwischen nächtlichem Asthma und den verschiedenen Schlafphasen, die Ergebnisse erlauben jedoch noch keine Schlußfolgerungen. Versuche an tracheotomierten Hunden in der nicht-REM Phase zeigten große Schwankungen im Atemwegsdurchmesser, aber keine eindeutige Tendenz zu Bronchokonstriktion [14]. Der Gefäßwiderstand in der Lunge nimmt während der nicht-REM Phase zu [15]. Weckt man Asthmatiker aus der REM Phase auf, so zeigt sich, daß das FEV_1 niedriger als in der nicht-REM Phase ist [16], der Unterschied ist allerdings gering. Asthmatiker haben während der Schlafphase einen niedrigeren Sauerstoffspiegel als Gesunde, wofür hauptsächlich der bereits im Wachzustand erniedrigte Sauerstoffpartialdruck verantwortlich ist [17]. Arousale Mechanismen sind während des Schlafs ebenfalls gestört. Die respiratorische Antwort auf Hyperkapnie und Hypoxie ist bei Asthmatikern während des Schlafes verringert; desgleichen sind Asthmatiker schlechter in der Lage eine zusätzliche respiratorische Belastung zu kompensieren [19].

Die respiratorische Antwort auf Obstruktion der Atemwege erfolgt während der REM Phase schneller als während der nicht-REM Phase [20]. Schlafentzug verringert die respiratorische Antwort auf Hypoxie und Hyperkapnie [21]. Die Clearance von Mukozelen ist im Schlafzustand, allerdings als direkte Schlaffolge, beeinträchtigt. Untersuchungen zur Clearance der Lunge mit radioaktiv markierten Partikeln bei Gesunden und Asthmatikern [22] haben ergeben, daß die Clearance während des Schlafes herabgesetzt ist, jedoch nicht von der Lage des Patienten beeinflußt wird.

Als möglicher Mediator für die Schwankungen des Atemwegslumens bot sich der zirkadiane Rhythmus des Kortisongehalts im Plasma an. Soutar et al. [23] gelang es jedoch nicht, das nächtliche Tief des Peak-Flow bei einer Gruppe von 6 Asthmatikern durch Kortisoninfusionen völlig zu beheben, obwohl die Dosierung ausreichend war, um den zirkadianen Peak-Flow-Rhythmus zu unterdrücken. Immerhin zeigten 5 dieser Patienten eine 20—90% Besserung des nächtlichen Tiefs.

Die bislang plausibelste Erklärung bietet der Rhythmus der zirkulierenden Katecholamine. Barnes et al. [24] konnten in einer Vergleichsstudie an gesunden Personen und Asthmatikern zeigen, daß das nächtliche Peak-Flow-Tief mit dem Absinken der Plasmakatecholamine korrelierte. Bei Asthmatikern, jedoch nicht bei Gesunden, wurde ein Anstieg des Plasmahistamins beobachtet. Nach einer Adrenalininfusion verbesserte sich der Peak-Flow der Asthmatiker und die Histaminspiegel sanken. Diese Ergebnisse deuten darauf hin, daß das nächtliche Absinken der Katecholaminspiegel die Freisetzung von Histamin und anderen Mediatoren aus den asthmatischen Mastzellen begünstigt, wodurch die Bronchokonstriktion ausgelöst wird. Gegen diese Theorie läßt sich hauptsächlich einwenden, daß sie keine Erklärung dafür bietet, warum nächtliches Asthma häufig nicht auf sympathomimetische Medikamente anspricht. Der Widerspruch rührt eventuell daher, daß die Funktion der Beta-Rezeptoren nachts eingeschränkt ist. Ergebnisse von Untersuchungen über die Wirkung von Adrenalininfusionen lassen diese Möglichkeit allerdings als recht unwahrscheinlich erscheinen [24].

Die Ätiologie der nächtlichen Asthmaanfälle bleibt deshalb noch ungeklärt, mit großer Wahrscheinlichkeit ist jedoch mit dem Zusammenwirken mehrerer Faktoren zu rechnen. Neben den bereits erwähnten Mechanismen zählen möglicherweise auch die Rhythmik des Vagustonus, der Körpertemperatur und eine nächtliche Sensibilitätssteigerung gegenüber Antigenen zu den auslösenden Faktoren.

Geht man davon aus, daß mehrere Mechanismen an der Auslösung nächtlicher Asthmaanfällen beteiligt sind, so wird klar warum die Behandlung mit einem Medikament allein in vielen Fällen unbefriedigend ist. Manche Patienten sprechen auf keines der zur Verfügung stehenden Medikamente an. In leichteren Fällen erzielt eine Aerosolbehandlung mit $Beta_2$-Stimulantien Erfolge. Schwerere Fälle können eventuell erfolgreich mit höheren Dosierungen unter Verwendung des Salbutamol Rotahaler-Systems behandelt werden; Dosierungen von 800 µg viermal täglich können ausreichend sein. Zur Unterstützung der Therapie sind hohe Dosierungen von inhalativem Becotid günstig [25].

Die beste Alternative zur Inhalationstherapie bieten orale Retardpräparate mit Theophyllinzusammensetzungen oder $Beta_2$-Stimulantien, mit welchen über Nacht ein Langzeiteffekt erzielt werden kann. Fairfax et al. [26] berichten zwar nur über geringe Therapieerfolge mit Salbutamolinfusionen, oralen Retard-Salbutamol oder Retard-Aminophyllin, aber die Theophyllinbehandlung, bei der durchschnittliche Serumspiegelmaxima von 7,1 mg/l erzielt wurden, war ebenfalls nicht ausreichend. Barnes et al. [27] erzielten bessere Behandlungsergebnisse durch vorsichtige Titrierung der Theophyllindosierung, wodurch nach 10 Stunden Serumspiegel von mehr als 10 mg/l erreicht wurden. Außerdem empfahlen sie die nächtliche Verabreichung der Medikation, um Nebenwirkungen auf ein Minimum zu reduzieren. Beide Studien zeigten, daß die Patienten um 06.00 Uhr gut auf inhalatives Salbutamol ansprachen und die günstige Wirkung von nächtlichen Theophyllingaben noch verstärkt wurde.

Aus einer anderen Studie [28] ging hervor, daß Inhalationsbehandlung mit Ipratropiumbromid in hohen Dosierungen über Nacht gute Ergebnisse gebracht hatte, wenn auch die Vorteile gegenüber einer Behandlung mit Salbutamol fraglich sind. Die Behandlungserfolge mit anderen Medikamenten waren unbefriedigend. Wenn der nächtlichen Freisetzung von Mediatoren aus den Mastzellen Bedeutung zukommt, müßte eine Therapie mit Natriumchromoglycat erfolgversprechend sein. In einer Studie über die Behandlung ambulanter Patienten [29] mit einer hohen Dosierung von 280 mg/täglich unter Verwendung eines Sprühaerosols zeigte sich jedoch keine günstige Wirkung und die einmalige Verabreichung einer 160 mg Dosis vor dem Schlafengehen blieb wirkungslos [30].

Die Behandlung mit anderen Medikamenten, darunter auch Ketotifen, Bromocriptin und Naxalon wurde ebenfalls untersucht. Auch hier waren keine Behandlungserfolge zu verzeichnen.

Zusammenfassend ist zu sagen, daß das Auftreten nächtlicher Asthmaanfälle ein wichtiger Hinweis auf ein potentiell lebensbedrohendes Leiden ist. Leider, und nicht zuletzt aufgrund mangelnder Kenntnis der Auslösemechanismen, stellt diese Krankheit sowohl für Kliniker wie auch für Pharmakologen noch immer eine therapeutische Herausforderung dar.

Literatur

[1] Willis, T.: Pharmacutiae Rationalis. Dring, Harper & Leigh, London 1679.
[2] Floyer, J.: A Treatise of the Asthma. Wilkin & Innys, London 1698.
[3] Cochrane, G. M., T. J. H. Clark: Thorax **30** (1975) 300.
[4] Hetzel, M. R. et al.: Br. Med. J. **1** (1977) 808.
[5] Bateman, J. R., S. W. Clarke: Thorax **34** (1979) 40.
[6] Lancet Editorial: Lancet **1** (1983) 230.
[7] Hetzel, M. R., T. J. H. Clark: Thorax **35** (1980) 732.
[8] Ryan, G. et al.: Thorax **37** (1982) 423.
[9] Davis, R. S. et al.: Am. Rev. Resp. Dis. **114** (1976) 1011.
[10] Newman-Taylor, A. J. et al.: Clin. Allergy **9** (1979) 213.
[11] Siracusa, A. et al.: Clin. Allergy **8** (1978) 195.
[12] Hetzel, M. R., T. J. H. Clark: In: Chronopharmacology. Pergamon, Oxford 1980, p. 213.
[13] Hetzel, M. R., T. J. H. Clark: Thorax **34** (1979) 749.
[14] Sullivan, C. E. et al.: Am. Rev. Resp. Dis. **119** (1979) 87.
[15] Lopes, J. M.: J. Appl. Physiol. **54** (1983) 773.
[16] Shapiro, C. M. et al.: Thorax **37** (1982) 238.
[17] Catterall, J. R. et al.: Lancet **1** (1982) 301.
[18] Douglas, N. J. et al.: Am. Rev. Resp. Dis. **125** (1982) 286.
[19] Iber, J. et al.: J. Appl. Physiol. **52** (1982) 607.
[20] Issa, F., C. E. Sullivan: J. Appl. Physiol. **55** (1983) 113.
[21] Shiffman, P. L. et al.: Chest **84** (1983) 695.
[22] Soutar, C. A. et al.: Thorax **30** (1975) 436.
[24] Barnes, P. et al.: N. Engl. J. Med. **303** (1980) 263.
[25] Horn, C. R. et al.: Thorax **39** (1984) 224.
[26] Fairfax, A. et al.: Thorax **35** (1980) 526.

[27] Barnes, P. J. et al.: Lancet **1** (1982) 299.
[28] Cox, et al.: Personal communication (1984).
[29] Hetzel, M. R. et al.: Thorax **40** (1985) in press.
[30] Morgan, A. D. et al.: Clin. Sci. **65** (1983) 7p.

Bedeutung der Chronopharmakokinetik bei der Therapie mit Methylxanthinen

E. Kaukel

Von dem Erkennen und Verstehen der circadianen Rhythmen auf funktioneller, biochemischer und morphologischer Basis [20, 21, 26] gingen wesentliche Impulse für die Humanmedizin aus. So unterliegen nahezu alle physiologischen Funktionen, und somit auch die, die als Indikatoren in der medizinischen Diagnostik dienen, einer circadianen Rhythmik. Demzufolge weisen auch die Pharmakokinetik und Toxizität bestimmter Medikamente circadiane Schwankungen auf [18, 26, 31], die bei der Therapie in Rechnung gestellt werden müssen. Patienten mit chronisch-obstruktiver Ventilationsstörung weisen, ebenso wie Gesunde, eine circadiane Rhythmik des Atemwegswiderstandes auf, deren Amplitude jedoch erheblich höher geht, so daß es bei diesen Patienten zu dem wohlbekannten frühmorgendlichen Abfall des peak flows kommt [3, 4, 9, 10, 25]. Dieses Phänomen tritt bei ca. 75% aller chronisch-obstruktiven Patienten [7] auf und kann zu lebensbedrohlichen Hypoxien führen [1, 2, 5, 7].

In jüngster Zeit gibt es Hinweise dafür, daß auch die Pharmakokinetik des Theophyllins einem Tag-Nacht-Rhythmus unterliegt [6, 8, 13–17, 19, 22, 23, 24, 27, 28, 31]. In Anbetracht der Rhythmik des Atemwegswiderstandes und der Plasma-Theophyllinspiegel ergibt sich für die Therapie der chronisch obstruktiven Lungenerkrankung somit die Forderung, daß die Retardierung und Dosierung von Theophyllinpräparaten derart gestaltet sein muß, daß neben therapeutisch wirksamen Tagesspiegeln der nächtlichen ventilatorischen Tiefphase möglichst synchron therapeutisch relevante Theophyllin-Serumspiegel entgegenwirken.
Da bisher nicht eindeutig geklärt ist, wie die circadianen Schwankungen der Serum-Theophyllinspiegel zustande kommen, ist es Ziel dieser Studie zu klären, ob Resorptions- oder Eliminationsunterschiede für dieses Verhalten verantwortlich sind.

Klientel und Methodik

Die Untersuchung wurde an 15 hospitalisierten Patienten durchgeführt, deren demographische Daten und Diagnosen in Tab. 1 wiedergegeben sind. Diese

PATIENT NO.	INIT.	SEX	AGE	HEIGHT (CM)	WEIGHT (KG)	DIAGNOSIS
1	B.H.	M	63	178	65	COLD, EMPHYSEMA
2	S.H.	F	72	160	46	BIV. CARDIAC INSUFF. PARKINSON'S DISEASE
3	W.G.	F	53	165	83	COLD, PLEURA EMPHYSEMA
4	G.E.	M	60	169	65	COLD, EMPHYSEMA
5	S.E.	F	50	159	58	COLD, BRONCHOPNEUMONIA
6	F.A.	M	85	170	50	CHD, PNEUMONIA
7	A.W.	M	69	175	81	COLD, CHD
8	H.H.	M	55	169	68	SARCOIDOSIS, II
9	K.J.	M	41	191	87	ASTHMA BRONCHIALE
10	J.L.	F	67	174	75	COLD
11	S.S.	F	29	159	51	ASTHMA BRONCHIALE
12	S.H.	M	58	193	87	COLD
13	B.G.	F	60	168	64	BRONCHIAL - CA.
14	T.E,	F	67	163	51	COLD
15	M.H.	M	65	178	78	COLD
N			15	15	15	
MEDIAN			60	169	65	
MIN			29	159	46	
MAX			85	193	87	

Tabelle 1 Demographische Daten der untersuchten Patienten

Patienten nahmen wenigstens 5 Tage vor der Untersuchung weder theophyllinhaltige Präparate noch koffeinhaltige Präparate oder Getränke, noch Medikamente, von denen eine Interferenz mit dem Theophyllinmetabolismus bekannt ist, zu sich. Alle Patienten erhielten Krankenhauskost. Am Tage der Untersuchung (vgl. Abb. 1) wurde den Patienten um 8 Uhr 0,48 g Theophyllin-Äthylendiamin (entsprechend 351 mg wasserfreies Theophyllin) i. v. appliziert. Die Dauer der Infusion war exakt 20 Minuten. Unmittelbar vor der intravenösen Gabe von Theophyllin, 30 Minuten, 3, 6, 9 und 12 Stunden danach, wurden über eine Verweilkanüle Blutproben zur Theophyllin-Spiegel-Bestimmung ent-

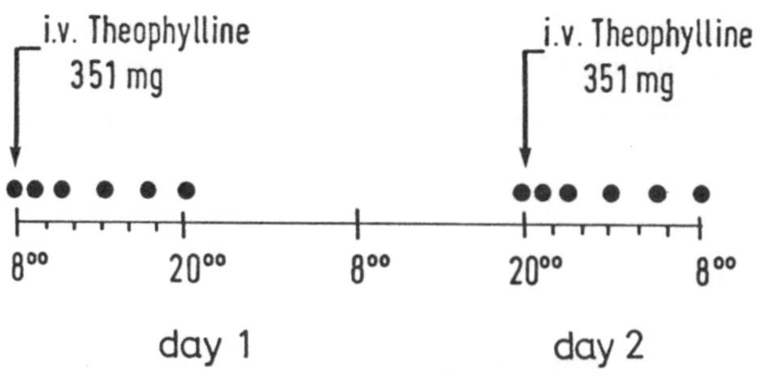

Abb. 1 Untersuchungsprotokoll

nommen. Am Abend des darauffolgenden Tages, um 20 Uhr, erfolgte eine zweite Untersuchung mit identischem Procedere. Die Theophyllinbestimmung erfolgte radioimmunologisch mittels dem RIA-mat-kit der Firma Byk-Malingroth, Dietzenbach.

Ergebnisse

In Abb. 2 sind die Verläufe der Serum-Theophyllinspiegel der einzelnen untersuchten Patienten wiedergegeben. Aus dieser Kurvenschar wird ersichtlich,

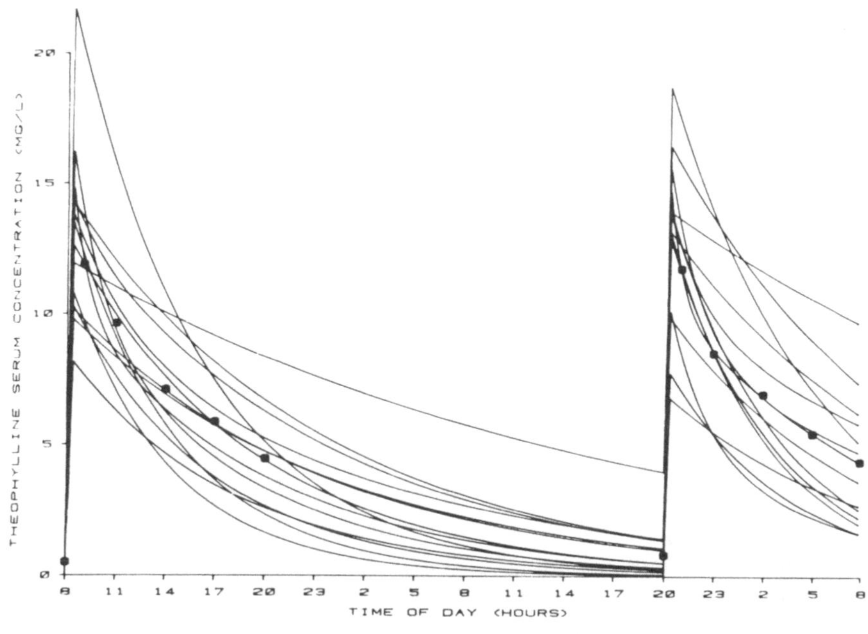

Abb. 2 Individuelle Kurven der Serum-Theophyllinspiegel nach i. v.-Applikation von 351 mg Theophyllin

daß bei den Patienten das gesamte Spektrum des Theophyllinmetabolismus aufzufinden ist, also vom Langsammetabolisierer bis zum Schnellmetabolisierer, und daß ein wesentlicher Unterschied in der Pharmakokinetik des Theophyllins nach Applikation am Morgen oder am Abend nicht besteht. Dieses bestätigt die Tab. 2, welche die Mittelwerte der pharmakokinetischen Daten wiedergibt. Der Mittelwert der Clearance am Tage liegt bei 0,0435 $\pm$ 0,0213 und des Nachts bei 0,0477 $\pm$ 0,0236. Prozentual differieren diese Werte um 19%, eine statistische Signifikanz besteht jedoch nicht. Das Verteilungsvolumen liegt am Tage bei 0,5153 $\pm$ 0,1041 und des Nachts bei 0,5297 $\pm$ 0,1492.

CIRCADIANE RHYTHMIK

Pharmakokinetische Daten nach

351 mg Theophyllin i. v. (n = 15)

	Clearance (l/h/kg)			Verteilungsvolumen l/kg			Halbwertszeit (h)		
	Tag	Nacht	Δ %	Tag	Nacht	Δ %	Tag	Nacht	Δ %
$\bar{x}$	0.0435	0.0477	19	0.5163	0.5297	5	11.3	10.2	-6
SD	0.0213	0.0236		0.1041	0.1492		9.1	7.2	

Tabelle 2 Mittelwerte der pharmakokinetischen Daten nach i. v.-Applikation von Theophyllin (351 mg über 20 Min.)

Die Differenz beträgt 5% und ist ebenfalls statistisch nicht signifikant. Die Halbwertszeit beträgt am Tage 11,3 ± 9,1 Stunden und in der Nacht 10,2 ± 7,2 Stunden, entsprechend 6%. Auch dieses ist statistisch nicht signifikant.

Diskussion

Eine circadiane Rhythmik von in der Humanmedizin eingesetzten Pharmaka ist seit längerem bekannt [18, 26]. Für Theophyllin konnte dieses erstmals von Lesko et al. [19] nachgewiesen werden und wurde dann von verschiedenen Arbeitsgruppen in der darauffolgenden Zeit bestätigt [6, 8, 12, 13–17, 22, 23, 24, 27, 28, 31]. Dieses Phänomen ist insofern von klinischer Bedeutung, da ausgerechnet zu dem Zeitpunkt, an dem Patienten mit chronisch-obstruktiven Ventilationsstörungen ihre ventilatorische Tiefphase aufweisen, die Theophyllin-Serumspiegel, wenn das Theophyllin in Form einer retardierten Galenik appliziert wurde, ein Maximum erreichen.

Die Ursache für diese Tag/Nacht-Schwankungen ist nach den Befunden der hier vorgelegten Studie keine circadiane Differenz in der Theophyllinelimination, da weder die Clearancewerte noch die Halbwertszeiten am Tage und während der Nacht signifikant differieren. Die circadiane Rhythmik der Serum-Theophyllinspiegel kommt demzufolge durch Tag/Nacht-Unterschiede in der gastrointestinalen Resorption bzw. gastrointestinalen Passage zustande. Von ähnlichen Befunden und Interpretationen berichten Nakano et al. [22]. Im Gegensatz dazu finden Isles et al. [12] sowie Decourt et al. [6] bei Kindern eine signifikante Erhöhung der Elimination während der Nacht. Noch unklarer wird die Situation durch Befunde von Jonkman et al. [13], die bei oraler Applikation keine Zeitverschiebung der maximalen Theophyllinspiegel fanden, zum anderen jedoch bei intravenöser Applikation eine signifikante Verringerung der Clearance und eine Verlängerung der Halbwertszeit während der Nacht.

Mit den erstgenannten Befunden stehen sie nicht nur im Gegensatz zu unseren Daten, sondern auch zu denen anderer Arbeitsgruppen [6, 8, 12, 16, 17, 19, 22, 23, 27, 28]. Eine mögliche Erklärung dafür wäre in den unterschiedlichen, retardierten Theophyllinpräparaten, und damit in der unterschiedlich angewandten, firmenspezifischen Galenik, zu suchen, der möglicherweise die entscheidende Rolle bei diesem Phänomen zukommt. Die Diskrepanz der letztgenannten Befunde könnte dadurch zustande kommen, daß Jonkman et al. [13] eine Theophyllininfusion über 5 Stunden applizierten, während wir eine Kurzinfusion über 20 Minuten applizierten. Eine Erklärung für diesen Unterschied könnte die sein, daß bei einer Kurzzeitinfusion die Serum-Theophyllinspiegel verhältnismäßig rasch unter die 5 mg/l-Grenze fallen, bei der eine Tag/Nacht-Differenz der Elimination nicht mehr festzustellen sein soll, während oberhalb dieses Wertes, wie sie von oben genannten Autoren durch Langzeitinfusionen erreicht wurden, dieser Effekt meßbar wird [13].

Zusammenfassend legen unsere Befunde nahe, daß die Tag/Nacht-Unterschiede der Theophyllin-Serumspiegel nicht durch eine verringerte nächtliche Elimination zustande kommt, sondern eher durch eine verzögerte Resorption bzw. gastrointestinale Passage.

Literatur

[1] Boysen, P. G., A. J. Block, J. W. Wyme et al.: Nocturnal pulmonary hypertension in patients with chronic obstructive pulmonary disease. Chest **76** (1979) 536–542.

[2] Catterall, J. R., N. J. Douglas, P. M. Calverley et al.: Irregular breathing and hypoxemia during sleep in chronic stable asthma. Lancet, Feb. 6 (1982) 301–304.

[3] Clark, T. J. H., M. R. Hetzel: Diurnal variation of asthma. Brit. J. Dis. Chest **71** (1977) 87–92.

[4] Conolly, C. K.: Diurnal rhythms in airway obstruction. Brit. J. Dis. Chest **73** (1979) 357–366.

[5] Douglas, N. J., R. J. E. Leggett, P. M. A. Calverley et al.: Transient hypoxemia during sleep in chronic bronchitis and emphysema. Lancet, Jan. 6 (1979) 1–4.

[6] Decourt, S., F. Fodor, B. Flouvat et al.: Pharmacokinetics of theophylline in night-workers. Br. J. Clin. Pharmacol. **13** (1982) 567–569.

[7] Dethlefsen, K., R. Repges: Ein neues Therapieprinzip bei nächtlichem Asthma. Med. Klinik **80** (1985) 44–47.

[8] Giacona, N., A. T. Elvin, R. Seligsohn et al.: Diurnal variation in theophylline elimination. Drug Intell. Clin. Pharm. **17** (1983) 452.

[9] Hetzel, M. R., T. J. H. Clark: Does sleep cause nocturnal asthma. Thorax **34** (1979) 749–754.

[10] Hetzel, M. R., T. J. H. Clark: Comparison of normal and asthmatic circadian rhythms in peak expiratory flow rate. Thorax **35** (1980) 732–738.

[11] Hetzel, M. R.: The pulmonary clock. Thorax **36** (1981) 481–486.

[12] Isles, A. F., P. H. Scott, E. Tabachnik et al.: Circadian variation in theophylline disposition in asthmatic children. In: Soyka, L. F., G. P. Redmond (eds.) Drug metabolism in the human. Raven Press, New York 1981, pp. 241–247.

[13] Jonkman, J. H. G., W. J. V. van der Boon, L. P. Balant et al.: Chronopharmacokinetics of theophylline after sustained release and intravenous administration to adults. Eur. J. Clin. Pharmacol. **26** (1984) 215–222.

[14] Jonkman, J. H. G., W. J. V. van der Boon: Nocturnal theophylline plasma concentrations. The Lancet, June 4, (1983) 1278–1279.

[15] Kaukel, E., G. Koppermann, C. Schrum: Circadiane Unterschiede in der Pharmakokinetik des Theophyllins. Atemw.-Lungenkrkh. **10** (1984) 68–73.

[16] Kelly, H. W., S. Murphy: Efficacy of a 12-hour sustained-release preparation in maintaining therapeutic serum theophylline levels in asthmatic children. Pediatrics **66** (1980) 97–102.

[17] Kyle, G. M., M. H. Smolensky, L. G. Thorne et al.: Carcadian rhythm in the pharmacokinetics of orally administered theophylline. In: Recent advances in the chronobiology of allergy and immunology (Eds.: M. H. Smolensky, A. Reinberg, J. P. Mc Govern). Pergamon Press, Oxford/New York 1980, pp. 95–111.

[18] Lemmer, B.: Asthma bronchiale and Antiasthmatika. In: Chronopharmakologie, Tagesrhythmen und Arzneimittelwirkung. Wissenschaftl. Verlagsgesellsch. MBH, Stuttgart 1983, pp. 33–43.

[19] Lesko, L. J., D. Brousseau, A. T. Canada et al.: Temporal variations in trough serum theophylline concentrations at steady state. J. Pharm. SCI **69** (1980) 358–359.

[20] Moore-Ede, M. C., C. A. Czeisler, G. S. Richardson: Circadian timekeeping in health and disease. Basic properties of circadian pacemakers. N. Engl. J. Med. **309** (1983) 469–476.

[21] Moore-Ede, M. C., C. A. Czeisler, G. S. Richardson: Circadian timekeeping in health and disease. Clinical implications of circadian rhythmicity. N. Engl. J. Med. **309** (1983) 530–536.

[22] Nakano, S., H. Watanabe, K. Nagai et al.: Time-of-day effect on theophylline kinetics following oral dosing with aminophylline. I. R. C. S. Medical Services **10** (1982) 798–799.

[23] Pradalier, A., J. Dry, B. Flouvat et al.: Pharmacocinetique de la theophylline et rythme nycthéméral. Pathol. Biol. **30** (1982) 851–854.

[24] Primrose, W. R.: Asthma at night. Lancet **1** (1983) 927.

[25] Reinberg, A., P. Gervais, J. C. Frambourg et al.: Thythms circadians de fontion respiratoires et de la temperature d' asthmatiques séjournant en millieu hyperallergenique. Presse Med. **78** (1970) 1817–1821.

[26] Reinberg, A., M. H. Smolensky: Circadian changes of drug disposition in man. Clin. Pharmacokin. J. (1982) 401–420.

[27] Scott, P. H., S. Mc Leod, C. Newth: Sustained-release theophxlline for childhood asthma. Evidence for circadian variation of theophylline pharmacokinetics. J. Pediatrics **99** (1981) 476–378.

[28] Simons, F. E., G. H. Luciuk, K. J. Simons: Sustained-release theophylline for treatment of asthma in preschool children. Am. J. Dis. Child. **136** (1982) 790–793.

[29] Tang-Liu, D. D., T. N. Tozer, S. Riegelman: Urine flow-dependence of theophylline renal clearance in man. J. Pharmacokin. Biopharm. **10** (1982) 351–364.

[30] Tirlapur, V. G., M. A. Mir: Nocturnal hypoxemia and associated electrocardiographic changes in patients with chronic obstructive airway disease. N. Engl. J. Med. **306** (1982) 125–130.

[31] Wood, J. H., L. K. Garrettson: An explanation of circadian rhythm for theophylline and other drugs. Lancet **2** (1983) 570.

Gastrointestinale Hindernisse auf dem Wege zu einer optimalen Theophyllintherapie

U. Tönnesmann, H. D. Janisch, P. Dorow

Den vielen positiven unterschiedlichen Wirkungen von Theophyllin [1, 3, 6, 18, 21] bei der Therapie der obstruktiven Atemwegserkrankung stehen eine Reihe besonderer Probleme bei der klinischen Anwendung gegenüber:

- die geringe therapeutische Breite,
- die große inter- und intraindividuelle Schwankungsbreite der erreichten Theophyllin-Serumkonzentration,
- die zumindest in höherer Dosierung häufig auftretenden Nebenwirkungen.

Die Steuerung der Theophyllintherapie ist durch die inzwischen zur Routine gewordenen Theophyllin-Spiegelbestimmungen deutlich erleichtert worden und hat erheblich an Sicherheit gewonnen. Trotzdem stellen unerwünschte Nebenwirkungen der Theophyllin-Therapie gerade in der Langzeittherapie häufig unterschätzte Compliancehindernisse dar [17]. Die Abbildung 1 gibt die bei den Theophyllinen am häufigsten beobachteten Nebenwirkungen wieder.

Unruhe
Nervosität
Schlaflosigkeit
Kopfschmerzen
Tremor
Tachykardien
Rhythmusstörungen
Krampfanfälle

Appetitlosigkeit
Völlegefühl
Sodbrennen
Übelkeit
Erbrechen

Abb. 1 Nebenwirkungen der Theophyllintherapie

Zentralnervöse Unverträglichkeiten wie Unruhe, Nervosität, Kopfschmerzen, Schlaflosigkeit, Tremor und Krampfanfälle sowie kardiovaskuläre Nebenwirkungen wie Tachykardie und Rhythmusstörungen, scheinen dabei weitgehend spiegelabhängig und selten bei Konzentrationen < 15 µg/ml, häufiger bei Spiegeln > 25 µg/ml aufzutreten [9, 22]. Auch mit potentiell gefährlichen Nebenwirkungen wie Krampfanfällen muß bereits bei Spiegeln um 30 µg/ml auch ohne vorheriges Auftreten warnender, weniger gefährlicher Nebenwirkungen gerechnet werden. So ermittelte Zwillich [23] bei Patienten mit cerebralen Krampfanfällen aufgrund von Theophyllinüberdosierungen Serumspiegel zwischen 25 bis 70 µg/ml, im Mittel um 53 µg/ml.

Die Bedeutung der individuellen Theophyllinclearance für die erwünschten Spiegelbereiche und deren Beeinflussung sowohl hinsichtlich Resorption, Metabolisierung und Elimination durch Alter, Gewicht, Ernährung, Rauchgewohnheiten, Erkrankungen und Medikamente sind inzwischen vielfältig untersucht und zusätzlich offensichtlich noch dadurch in der Beurteilbarkeit erschwert, daß z. B. noch nach Art der Lebererkrankung oder auch innerhalb von Arzneimittelgruppen noch unterschieden werden muß [15, 22]. Beispielsweise zeigte sich unter der gleichzeitigen Therapie mit Theophyllin und Cimetidin eine verlangsamte Theophyllin-Clearance und damit ein Ansteigen der Spiegel, nicht jedoch unter der gleichzeitigen Therapie mit Ranitidin [12, 15].

Cimetidin besitzt eine hohe Affinität zum Cytochrom P 450 und steht damit in Konkurrenz zum Theophyllin (Abb. 2). Die neueren H_2-Rezeptoren Antagonisten wie Ranitidin und Famotidin besitzen dagegen zum einen eine geringere Affinität zum Cytochrom P 450 und sind zum anderen in ihrer Säureinhibition of molarer Basis dem Cimetidin überlegen. Dieses ist für die resultierenden Theophyllinspiegel um so entscheidender, wenn eine Leberfunktionstörung vorliegt.

Spielen die zentralnervösen und kardiovaskulären Nebenwirkungen bei der akut verabreichten parenteralen Theophyllintherapie die Hauptrolle, so gewinnen die gastrointestinalen Nebenwirkungen bei der oralen Langzeittherapie an Bedeutung und stellen nicht selten ein erhebliches Complianceproblem dar [11, 17].

Eine Zusammenstellung von Jacobs et al. [9] zeigt, daß Übelkeit und Erbrechen die am häufigsten beklagten Nebenwirkungen sind und daß ab Theophyllinspiegeln > 15 µg/ml mit zunehmender Nebenwirkungsrate zu rechnen ist, die bei Spiegeln > 25 µg/ml praktisch immer vorhanden sind (Abb. 3).

Obwohl häufig beobachtet, ist der Wirkmechanismus gastrointestinaler Nebenwirkungen nicht eindeutig geklärt. Die Abbildung 4 gibt mögliche Wirkungen von Theophyllin am Gastrointestinaltrakt, die ursächlich für die beobachteten Nebenwirkungen in Frage kommen, wieder.

Es liegt nahe, lokale Irritationen der Magenschleimhaut als Ursache zu vermuten, zumal beobachtet wurde, daß es auch durch lokale Einwirkungen von

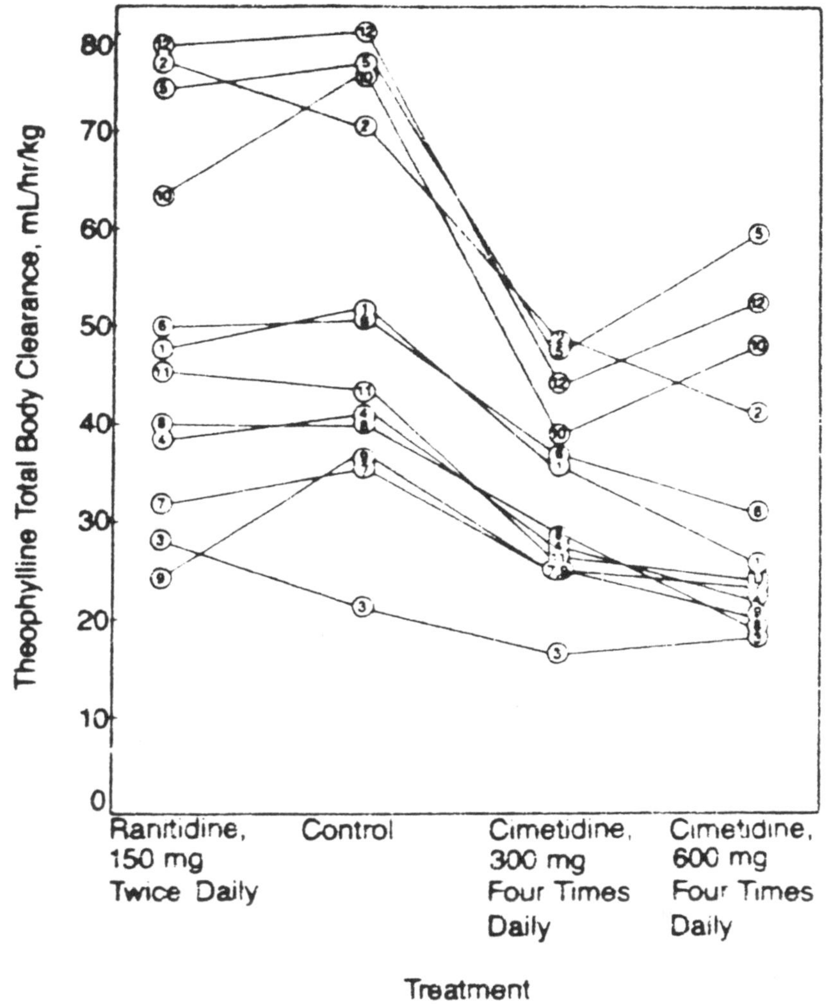

POWELL et al. 1984

Abb. 2 Theophyllin-Clearance unter Ranitidin- bzw. Cimetidin-Therapie

Theophyllin-Tabletten zu Ulcerationen der Oesophagusschleimhaut gekommen war [2, 7].

Diese Hypothese wird weiterhin von Untersuchungen von Lücker und Mitarbeitern [10] unterstützt, der transmurale Magenpotentialdifferenzanalysen durchführte, die geeignet sind, Aussagen über die Integrität bzw. Irritation der Schleimhaut zu machen. Er konnte zeigen, daß die Empfindlichkeit der menschlichen Magenschleimhaut von Proband zu Proband außerordentlich

Table 1.—General Characteristics and Theophylline Data in 14 Patients With Toxic Reaction to Theophylline

Patient/Age (yr)/Sex	Daily Dose, mg/kg*	Route†	Concentration, μg/ml	Toxic Reaction
1/48/M	15.6	O	15.8	Nausea
2/81/M	17.4	O	16.7	Nausea and vomiting
3/63/F	17.8	O	21.1	Nausea and vomiting
4/58/M	20.4	IV	23.7	Nausea and vomiting
5/57/F	27.0	O	24.8	Nausea
6/72/F	18.2	O	25.2	Diarrhea
7/50/F	33.2	IV	25.2	Nausea and vomiting
8/70/M	10.0	IV	26.4	Tremor
9/63/F	16.0	O/IV	28.5	Nausea, vomiting, and agitation
10/48/F	17.8	O	28.8	Nausea and vomiting
11/73/F	20.0	O	30.0	Nausea and vomiting
12/82/M	16.0	IV	39.9	Nausea, vomiting, and seizure
13/59/F	18.2	O	48.3	Nausea, vomiting, and tachycardia
14/71/M	38.7	IV	49.5	Tachycardia

*As theophylline
†IV indicates intravenous; O, oral.

JACOBS et al. 1976

Abb. 3 Theophyllinspiegel und häufigste Nebenwirkungen

Lokale Irritation der Magenschleimhaut
Steigerung der Magensäure-, Pepsin-, Gastrinproduktion
Hemmung der Motilität am oberen Gastrointestinaltrakt

Abb. 4 Mögliche Ursachen für gastrointestinale Nebenwirkungen bei einer Theophyllin-Therapie

unterschiedlich ist und daß die Gabe von z. B. 350 mg Theophyllinlösung (Abb. 5) – obere Kurve – gegenüber 350 mg einer retardierten Theophyllinpräparation – untere Kurve – einen deutlich stärkeren und länger anhaltenden Abfall der transmuralen gastrischen Potentialdifferenz als Ausdruck einer stärkeren Irritation der Magenschleimhaut verursacht.

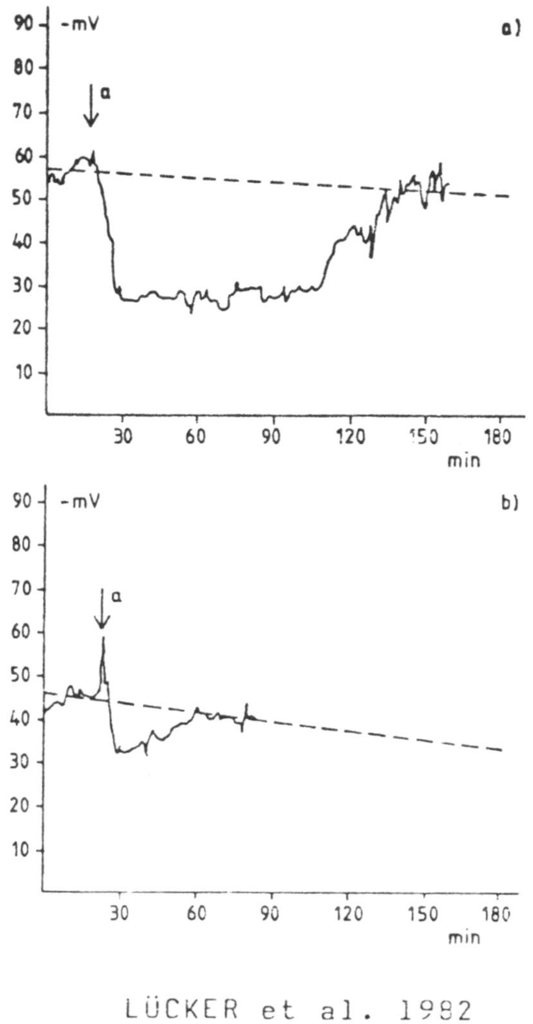

Abb. 5 Magenpotentialdifferenzanalysen unter der Therapie mit 350 mg Theophyllin-Lösung (A) sowie einem retardierten Theophyllinpräparat (Broncho retard 350 mg).

Es läßt sich somit vermuten, daß die unterschiedliche Magenverträglichkeit verschiedener Theophyllinpräparate auf die unterschiedliche Galenik und Retardzubereitung mit teilweiser Initialfreisetzung von Theophyllin zusammenhängt [20].

Als weitere mögliche Ursache für die gastrointestinalen Nebenwirkungen muß die durch Theophyllin verursachte Steigerung der Magensäure Pepsin- und Gastrinproduktion – wie sie zum Beispiel auch für andere Xanthinderivate wie Coffein nachgewiesen wurde — in Betracht gezogen werden [3, 8]. Ob diese Wirkung lokal oder über den Blutweg ermittelt wird, ist unklar.

Getränke und Speisen, die den Magendarmtrakt in dieser Hinsicht zusätzlich belasten, sollten vermieden werden. Die Verabreichung der Medikation zu den Mahlzeiten erscheint sinnvoll [16]. Weiterhin verursachen Theophylline eine Hemmung der Motalität des oberen Gastrointestinaltraktes [14, 16]. Völlegefühl und Appetitlosigkeit könnten somit über eine gesteigerte Produktion von Sekret und eine Entleerungsverzögerung aufgrund der gestörten Motilität erklärt werden.

Substanzen, die die Motilität am Gastrointestinaltrakt beeinflussen, vermitteln diesen Effekt über eine Hemmung zentraler Dopaminrezeptoren. Inwieweit auch lokale Dopaminrezeptoren im Gastrointestinaltrakt besetzt werden, ist bisher nicht bekannt. Die Wirkung prokinetischer Substanzen wie Metoclopramid (MCP), Bromoprid und Domperidon besteht in der Koordination intestinaler Bewegungsabläufe und damit in der Wiederherstellung der propulsiv gerichteten Peristaltik. Da Metoclopramid auch häufig mit Erfolg zur Behandlung von Übelkeit, Völlegefühl und Erbrechen unterschiedlicher Ursachen eingesetzt wird, dagegen aber bekannt ist, daß unter gleichzeitiger Therapie mit Metoclopramid zum Beispiel die Digoxinspiegel sinken, haben wir in einer orientierenden Untersuchung an 6 Probanden die folgenden Fragen geprüft:

Ist MCP in der Lage Theophyllin-bedingte gastrointestinale Nebenwirkungen zu beseitigen und beeinflußt die gleichzeitige Verabreichung von MCP die Theophyllinspiegel?

Untersucht wurden im cross over Vergleich 3 weibliche und 3 männliche gesunde normalgewichtige Probanden im Alter von 22 bis 36 Jahren. Während der Studie waren xanthinhaltige Getränke untersagt. Die Einnahme von 2 × 400 mg eines wasserfreien retardierten Theophyllinpräparates bzw. der Kombinationstherapie mit 3 × 10 mg Metoclopramid erfolgte morgens um 9.00 Uhr und abends um 21.00 Uhr mit jeweils 200 ml Wasser auf nüchternen Magen. Die Spiegelkontrollen erfolgten jeweils vor und 4 Stunden nach der Medikamenteneinnahme bzw. 2-stündlich in der washout-Phase. Jeweils vor der Blutentnahme wurden die Verträglichkeit durch Befragung ermittelt und in Scores von 0–4 eingeteilt sowie Blutdruck und Puls gemessen.

Die Abbildung 6 zeigt die individuellen Theophyllinspiegel, die innerhalb von 3 Tagen bei allen Probanden den therapeutischen Bereich erreichten. Es fallen weiterhin die bekannten Phänomene der großen interindividuellen Spiegelschwankungen sowie in der washout-Phase das späte Erreichen der maximalen Theophyllinspiegelkonzentrationen auf. Die Abbildung 7 zeigt die Spiegelverläufe unter der gleichzeitigen MCP-Therapie. Beide Kurvenverläufe ähneln sich

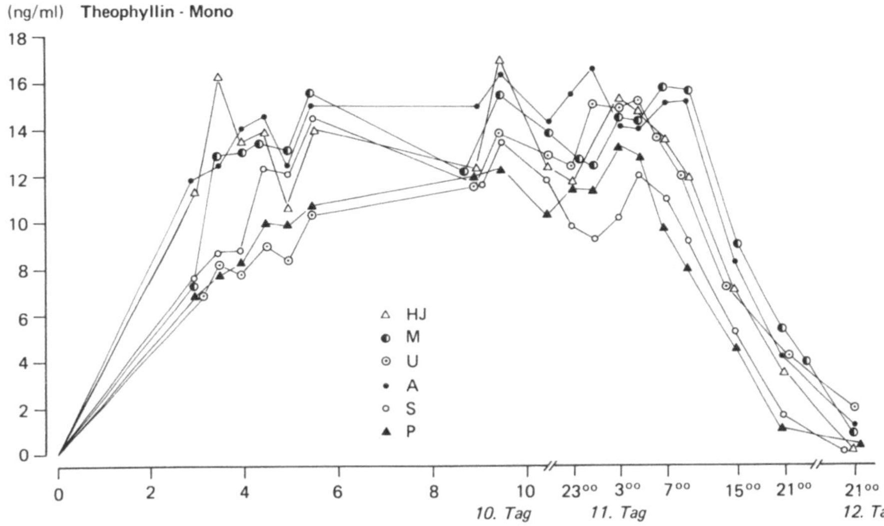

Abb. 6 Theophyllinspiegelverlauf bei 6 Probanden unter der Therapie von 2 × 400 mg eines retardierten Theophyllinpräparates (Uniphyllin).

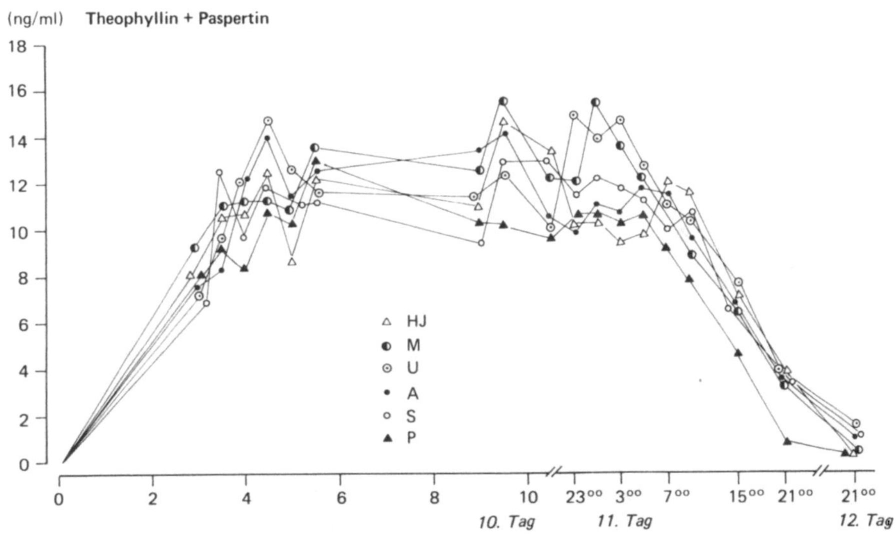

Abb. 7 Theophyllinspiegelverlauf unter Therapie mit 2 × 400 mg eines retardierten Theophyllinpräparates (Uniphyllin) in Kombination mit 3 × 10 mg Metoclopramid.

sehr stark, zeigen jedoch beim Vergleich der Mittelwerte (Abb. 8) eine geringe Erniedrigung der Theophyllin-Spiegelkonzentration unter der Kombinations-

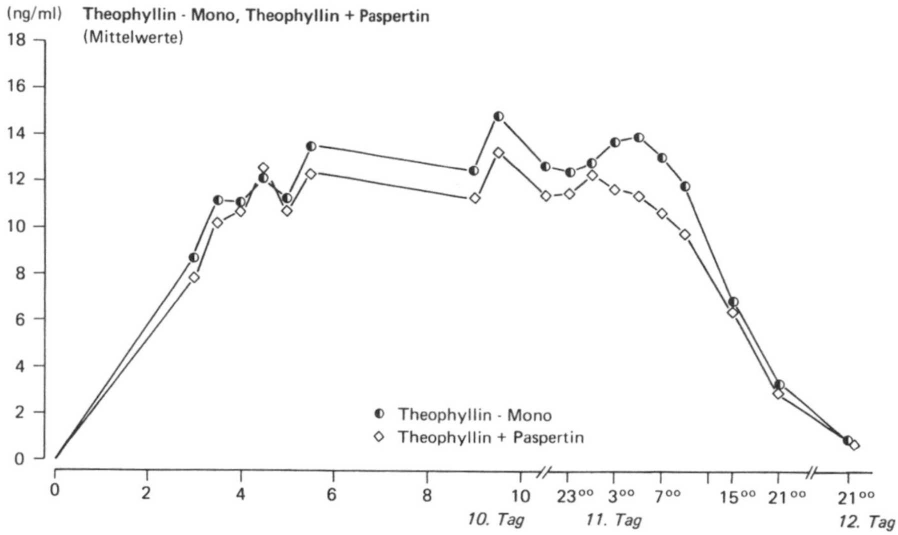

Abb. 8 Theophyllinspiegelverlauf (Mittelwerte) unter Theophyllin-Monotherapie und der Kombinationstherapie Theophyllin plus Metoclopramid

therapie. Der Unterschied zwischen beiden Kurven war lediglich in der washout-Phase signifikant. An den Kurvenverläufen ist weiter zu erkennen, daß unter der Theophyllin-Monotherapie die höchsten Serum-Konzentrationen erst 8 – 10 Stunden, unter der begleitenden MCP-Therapie aber bereits ca. 4 Stunden nach Medikamenteneinnahme festzustellen waren.

Von den zu erwartenden Nebenwirkungen wie Übelkeit, Völlegefühl, Sodbrennen, Erbrechen, Herzjagen, motorische Unruhe, Schlafstörungen, Dyskinesien, wurden am häufigsten Übelkeit und Sodbrennen sowie Schlafstörungen angegeben. Als Beispiel seien Häufigkeit und Schwere des Symptoms Übelkeit (Abb. 9) und in der Abbildung 10 des Symptoms Schlafstörungen unter der Mono- bzw. Kombinationstherapie dargestellt. Die Nebenwirkungen lagen unter der Kombinationstherapie mit MCP signifikant niedriger, Blutdruck und Puls unterschieden sich nicht signifikant voneinander.

Es läßt sich somit folgendes feststellen: MCP ist in der Anlage, die Theophyllin bedingten gastrointestinalen Nebenwirkungen zu vermindern, dabei muß jedoch mit einer zeitlichen Verschiebung der Spiegelverläufe und mit einer Senkung der Theophyllinspiegel gerechnet werden. Ob der positive nebenwirkungssenkende Effekt von MCP allein durch die zentrale Wirkung oder auch aufgrund der erniedrigten Theophyllinspiegel zustande kommt, muß vorerst unbeantwortet bleiben. Mit einer beschleunigten Darmmotilität und Resorption muß unter der Therapie mit MCP gerechnet werden.

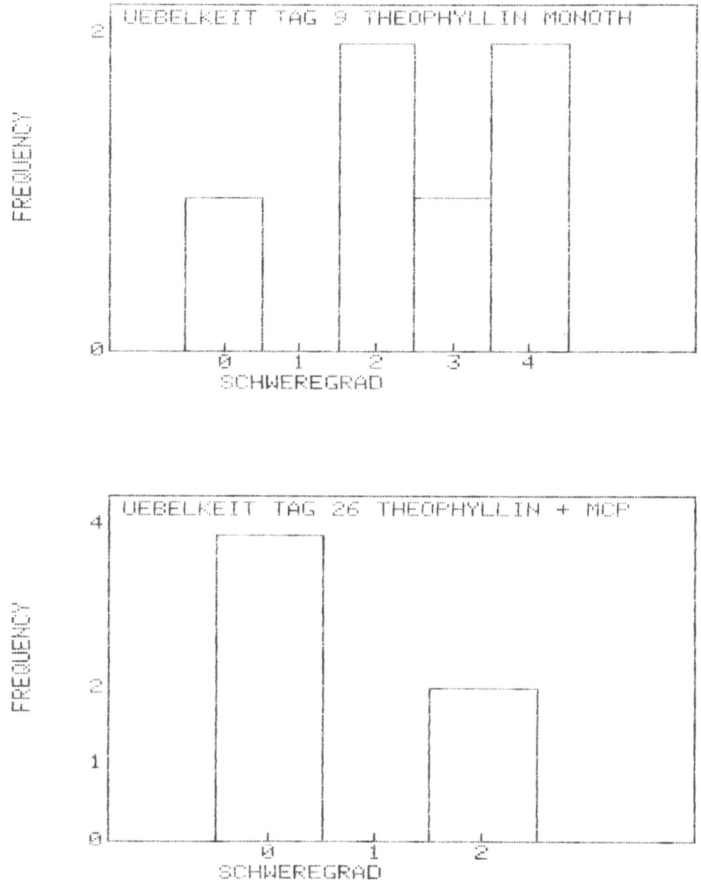

Abb. 9 Häufigkeit des Symptoms Übelkeit unter der Theophyllin-Monotherapie (Tag 9) und unter der Kombinationstherapie Theophyllin und Metoclopramid (Tag 26).

Neben den Theophyllin-Serumkonzentrationen und lokalen Effekten ist für die Verträglichkeit der Theophyllinpräparate – wie bereits angeklungen – auch die Galenik, Retardierung und tageszeitliche Verteilung von Bedeutung [19, 20]. So wurde mit der zunehmend praktizierten Verabreichung retardierter Theophyllinpräparate mit abendlich verdoppelter Dosis entsprechend der individuellen zirkadianen Rhythmik der Beschwerden eine deutliche Reduktion der Nebenwirkungsrate festgestellt [13]. Die verminderte Aktivität des autonomen und humoralen Systems sowie die Immobilität des Patienten führen zu verlangsamter Resorptionstätigkeit, so daß bei der abendlichen Theophyllingabe retardierter Präparate maximale Spiegel erst 8 – 10 Stunden nach der Einnahme erreicht werden[19].

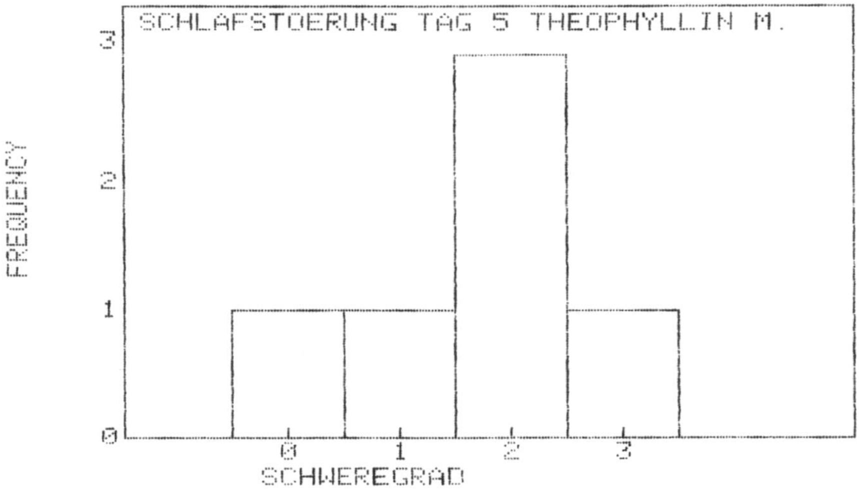

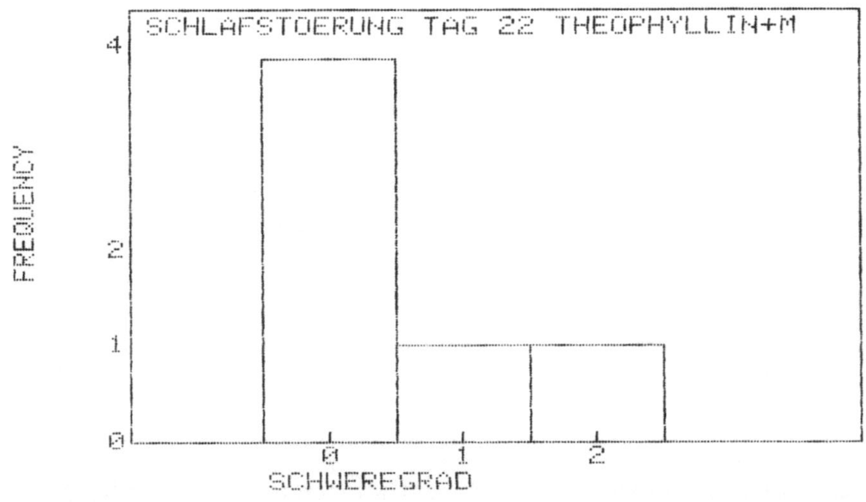

Abb. 10 Häufigkeit des Symptoms Schlafstörung unter Theophyllin-Monotherapie (Tag 5) und unter der Kombinationstherapie Theophyllin und Metoclopramid (Tag 22).

Die Anpassung an den zirkadianen Rhythmus, besonders beim nächtlicher Asthma bronchiale, wird so mit der Herabsetzung der Nebenwirkungsrate verknüpft. Dies ist insbesondere deshalb von Bedeutung, da zur Unterdrückung nächtlicher Asthmaanfälle häufig höhere Spiegel erforderlich sind [5, 22].

Auch die Geschwindigkeit, mit der zu Beginn der Theophyllinlangzeittherapie die erwünschten Theophyllinkonzentrationen erreicht werden, ist von Bedeutung. Es sollte gerade zu Beginn einer Theophyllin-Langzeittherapie eine langsam einschleichende, über ca. 1 Woche sich hinziehende allmähliche Dosissteigerung bis zum erwünschten therapeutischen Bereich erfolgen. Nicht adaptierte Patienten werden so allmählich und ohne Compliance-Probleme von der Theophyllintherapie profitieren.

Als praktische Empfehlung zur Beseitigung oder zumindest zur Verminderung gastrointestinaler Hindernisse auf dem Wege zu einer optimalen Theophyllintherapie soll die Abbildung 11 nochmals geeignete Maßnahmen zur Vermeidung

Einschleichender Therapiebeginn

Dosierung bis zum mittleren therapeutischen Bereich
Theophyllinspiegelkontrolle
Langretardierte Theophyllinpräparate
Verabreichung zu den Mahlzeiten
Vermeidung zusätzlich belastender Speisen
Beachtung Clearance-beeinflussender Begleitumstände

Abb. 11 Maßnahmen zur Vermeidung unerwünschter Nebenwirkungen einer Theophyllintherapie

unerwünschten Nebenwirkungen zusammenfassen: Einschleichender Therapiebeginn und soweit therapeutisch ausreichend, Dosierung bis zum mittleren therapeutischen Bereich unter Spiegelkontrolle, möglichst lang retardierte Theophyllinpräparate, um die Medikamente zu den Mahlzeiten verabreichen zu können und langsam ansteigende Spiegel zu erhalten, Vermeidung zusätzlich den Magen-Darm-Trakt belastender Speisen und Getränke sowie Beachtung Clearance-verändernder Begleitumstände.

Literatur

[1] Aubier, M., A. de Troyer, M. Samson et al.: Aminophylline improves diaphragmatic contractility. N. Engl. J. Med. **305** (1981) 249–252.

[2] Collins, F. J., H. R. Matthews, S. E. Baker et al.: Drug-induced oesophageal injury. Br. Med. J. **1** (1979) 1673–6.

[3] Debas, H. T., M. M. Cohen, I. B. Holubitsky et al.: Coffeine-stimulated acid and pepsin secretion: dose-response studies. Scand. J. Gastroenterol. **6** (1971) 453–457.

[4] Dorow, P.: Vergleichende Untersuchung von Terbutalin (Bricanyl®) und Theophyllin-Äthylendiamin (Euphyllin® retard) hinsichtlich der Beeinflussung von Resistance, closing volume und Blutgasen. Therapiewoche **28** (1978) 9422.

[5] Dorow, P.: Medikamentöse Behandlung des allergischen Asthma bronchiale. Therapiewoche **33** (1983) 4621–4624.

[6] Dorow, P., Th. Weiss, R. Felix: Behandlung des Asshma bronchiale. Einfluß eines Methylxynthins auf die mukoziliare Clearance, pulmonale Verteilung inhalierter Mikropartikel und LUngenfunktion. Münchn. Med. Wochenschr. **126** (1984) 1024.

[7] Enzenhauer, R. W., J. W. Bas, J. T. McDonnell: Esophageal ulceration associated with oral theophylline. N. Engl. J. Med. **310** (1984) 4, 261.

[8] Feuerle, G., R. Arnold, V. Helmstädter et al.: The effect of intravenous theophylline ethylenediamine on serum gastrin concentration in control sugjects and patients with duodenal ulcers and Zollinger-Ellison syndrome. Digestion **14** (1976) 227–231.

[9] Jacobs, M. H., R. M. Senior, G. Kessler: Clinical experience with theophylline: relationships between dosage, serum concentration, and toxicity. J. A. M. A. **235** (1976) 1983–1986.

[10] Lücker, P. W., M. Kraus, H. Brenner et al.: Untersuchungen zur Magenverträglichkeit einer retardierten Theophyllin-Zubereitung. Arzneim.-Forsch./Drug Res. **32** (I) (1982) 4, 409.

[11] Magnussen, H. (Hrsg.): Aktuelle Probleme der Theophyllintherapie. Dustri Verlag Dr. Karl Feistle, München-Deisenhofen 1982.

[12] Dal Negro, R., C. Pomari, O. Zoccatelli et al.: Pharmacokinetics of theophylline and the H_2-antagonist drugs cimetidine and ranitidine. Int. J. Clin. Pharmacol. Therapy and Toxicol. **22** (1984) 4, 221–226.

[13] Nolte, D.: Asthma. Das Krankheitsbild, der Asthmapatient, die Therapie. Urban & Schwarzenberg, München – Wien – Baltimore 1984.

[14] Pfaffman, M. A., S. A. McFarland: Relationship between theophylline-induced relaxation and exitation-contraction coupling in intestinal smooth muscle. Arch. Int. Pharmakodyn. Ther. **232** (1978) 180–191.

[15] Powell, J. R., J. F. Rogers, W. A. Wargin et al.: Inhibition of theophylline clearance by cimetidine but not ranitidine. Arch. Intern. Med. **144** (1984) 484–486.

[16] Rall, T. W.: Central nervous system stimulants. The xanthines. Theophylline, coffeine and theobromine. In: Goodman Gilman, A., L. S. Goodman, A. Gilman (ed): The pharmacological basis of therapeutics. 6th Ed. Macmillan, London 1980, pp. 592–607.

[17] Sublett, J. L., St. J. Pllard, G. J. Kadlec et al.: Non-compliance in asthmatics children: A study of theophylline levels in a pediatric emergency room population. Annals of Allergy **43** (1979) 95–97.

[18] Tönnesmann, U., P. Dorow, Th. Weiss: Vergleiche der bronchodilatatorischen Wirksamkeit zweier pharmakologisch unterschiedlicher Retardpräparate. Therapiewoche **34** (1984) 3746–3750.

[19] Thompson, P. J., M. A. Butcher, L. A. Frazer et al.: Pharmacokinetics of a single evening dose of slow release theophylline in patients with chronic lung disease. Br. J. Clin. Pharmacol. **12** (1981) 443–444.

[20] Weinberger, M., L. Hendeles, L. Bighley: The relation of product formulation to absorbtion of oral theophylline. N. Engl. J. Med. **299** (1978) 852–857.

[21] Weiss, Th., P. Dorow, U. Tönnesmann: Der Einfluß zweier Methylxanthine auf die mukoziliare Clearance und die pulmonale Verteilung inhalierter Mikropartikel. Atemw.-Lungenkrankh. **10** (1984) 383–388.

[22] Wettengel, R.: Bedeutung der Blutspiegelkontrolle für die Behandlung des Asthma mit Theophyllin. In: Nolte, D., G. Krejci, eds.: Methylxanthine bei obstruktiven Atemwergserkrankungen. Dustri-Verlag Dr. Karl Feistle, München-Deisenhofen.

[23] Zwillich, C. W., F. D. Sutton, T. A. Neff et al.: Theophylline-induced seizures in adults: correlation with serum concentrations. Ann. Intern. Med. **82** (1975) 784–787.

24 Stunden steady state Serumtheopthyllinspiegel und Lungenfunktion bei Patienten mit nächtlichem Asthma Bronchiale*

P. Dorow

Einleitung

Ein hoher Prozentsatz von Patienten mit Asthma bronchiale leidet unter morgendlichen Anfällen von Dyspnoe. Die konsequente Allergenausschaltung (Hausstaub, Hausstaubmilbe, Federn) hat bei Patienten mit Extrinsic Asthma bronchiale häufig eine Abnahme der Beschwerdesymptomatik zur Folge [16]. Andererseits treten auch bei Patienten mit nicht allergischem Asthma bronchiale morgendliche Anfälle von Luftnot auf. Diskutiert wird, ob ein durch die Körperlage bedingter Reflux von Magensäure in den Oesophagus eine reflektorische Bronchokonstriktion auslösen kann [8]. Ein Zusammenhang zwischen horizontaler Lage und Atemlage besteht jedoch nicht. Die während der Nacht herabgesetzte mukoziliare Clearance [3] dürfte eine verzögerte Schleimelimination und somit zusätzliche Bronchialobstruktion zur Folge haben. Das Einatmen kühlerer Luft während der Nachtphase erhöht den Bronchialmuskeltonus. Feucht-warme Luft verringert die Anzahl und Schwere morgendlicher Anfälle von Luftnot [5].

Unter Umständen dürfte der Biorhythmus für das nächtliche und morgendliche Auftreten von Luftnot von Bedeutung sein [9]. Lungengesunde wie auch Patienten mit chronisch obstruktiver Atemwegserkrankung weisen eine zirkadiane Rhythmik des Atemwegswiderstandes auf. Im Gegensatz zu Gesunden kann jedoch bei Patienten mit Asthma bronchiale der Anstieg des Atemwegswiderstandes in der Nacht und in den Morgenstunden so stark sein, daß eine lebensbedrohliche Hypoxie entsteht [9]. Abnahme der endogen Cortisol- und Adrenalinproduktion während der Nacht, Zunahme des Vagustonus, Freisetzung von Mediatoren und Reduzierung der mukoziliaren Clearance dürften für die auch bei Gesunden bestehenden zirkadianen Veränderungen des Bronchialtonus verantwortlich sein [1, 5, 9, 11]. Durch die bei Patienten mit Asthma bronchiale bestehende Hyperreaktivität dürfte die Tonuserhöhung im Vergleich zu Lungengesunden um ein Vielfaches verstärkt sein.

Die Behandlung des nächtlichen Asthma bronchiale bereitet häufig große Probleme. Eine konsequente Allergenkarenz bei Patienten mit allergischem

* Teilveröffentlicht in Atemwegs- und Lungenkrankheiten, 11, 5, 221, 1985.

Asthma bronchiale dürfte sich günstig auswirken, ist jedoch in vielen Fällen schwer realisierbar. Die regelmäßige Inhalation von $Beta_2$-Agonisten und Steroiden hat häufig eine Abnahme der Symptomatik zur Folge. Neben der Therapie mit Sympathikomimetika bietet sich die Medikation mit Depot-Theophyllinen an. Die bisherigen Untersuchungen beschränken sich entweder auf rein pharmkokinetische Studien [10] oder auf lungenfunktionsanalytische Studien [1]. Unser Ziel war die gleichzeitige Untersuchung der Theophyllinserumspiegel und des klinischen Korrelates in Form des peak flows über 24 Stunden.

Krankengut und Methodik

Untersucht wurden 20 Patienten mit nicht allergischem Asthma bronchiale. Das mittlere Alter betrug 50 Jahre (Minimum 40 Jahre, Maximum 70 Jahre). Das Gewicht der Patienten lag im Mittel bei 64 kg (Minimum 49 kg, Maximum 70 kg) bei einer mittleren Köprergröße von 167 cm (Minimum 152 cm, Maximum 176 cm). Sämtliche Patienten waren seit mindestens 3 Jahren Nichtraucher.

In einer randomisierten cross-over-Studie wurden folgende Prüfpräparate über jeweils 4 Therapietage appliziert:

A = 1 Kapsel zu je 250 mg Theophyllin morgens um 8.00 Uhr und abends um 20.00 Uhr (Afonilum retard*)

E = 1 Kapsel zu 214 mg Theophyllin morgens um 8.00 Uhr, 2 Kapseln mit 214 mg abends um 22.00 Uhr (Euphyllin CR 250**)

* A: Chemische Werke Minden GmbH
** E: Byk Gulden Konstanz

Am jeweils 4. Behandlungstag wurden alle 2 Stunden Blutproben über einen gelegten Venenkatheter zur Theophyllinbestimmung im Serum (Radioimmunassay) abgenommen, d. h. von der 72. bis 96. Stunde sowie von der 168. bis 192. Stunde nach Gabe der ersten Dosis. Da sich bis zum 4. Einnahmetag jeweils ein steady-state eingestellt hatte und die Messungen an diesem Tage erfolgten, konnte auf eine washout-Phase verzichtet werden.

Mindestens 2 Tage vor Beginn der Studie durften keine oralen Theophylline eingenommen werden. Xanthinhaltige Getränke wurden während der gesamten Prüfzeit nicht gestattet. Inhalative Sympathikomimetika durften während der Behandlungszeit genommen werden, jedoch 4 Stunden vor den Lungenfunktionsprüfungen nicht.

Peak flow-Messungen erfolgten an den Tagen der Theophyllin-Serumspiegelmessungen alle 2 Stunden über 24 Stunden. Einen Tag vor Studienbeginn wurde ein peak flow-Leerprofil über 24 Stunden erstellt.

Die erzielten Daten wurden durch Bestimmung der Mittelwerte und Standardabweichungen ausgewertet. Der Vergleich der peak flow-Werte zwischen den beiden Behandlungen sowie gegenüber Plazebo erfolgte mittels des verteilungsfreien Wilcoxon-Pratt-Testes [4]. Als Maß für die Bioverfügbarkeit wurden die dosiskorrigierten Quotienten der „Area under the curve" (AUC) herangezogen [18]. Bei ungleichen Dosisfraktionen (z. B. $^1/_3$ morgens und $^2/_3$ abends) und ungleichen Dosierungsintervallen (z. B. 14 und 10 Stunden) ist dabei die AUC über ein ganzes Tagesintervall von 24 Stunden zu bestimmen. Im vorliegenden Fall wurden die dosiskorrigierten AUC's am 4. Tag und in der darauffolgenden Nacht, also 72 bis 96 Stunden nach Gabe der jeweils ersten Dosis, zur Bioverfügbarkeitsbestimmung herangezogen. Äquivalent zur AUC über ein Dosierungsintervall von 24 Stunden ist der mittlere steady state Theophyllinspiegel berechnet als AUC/24. Geometrische Mittel sowie verteilungsfreie 95% Vertrauensgrenzen wurden auf der Basis der individuellen Bioverfügbarkeitsquotienten berechnet [15].

Ergebnisse

Bei allen Patienten bestand vor Therapiebeginn eine deutlich eingeschränkte Ventilation. Die mittleren peak flow-Werte (PEF) lagen zwischen 258 l/Min. und 130 l/Min. (Abb. 1). Unter beiden Theophyllin-Dosierungen kam es zu einem Anstieg der PEF-Werte.

Unter der höheren Dosierung lagen die PEF-Werte höher, hier fanden sich auch ausnahmslos die höheren Theophyllinspiegel. In den Morgenstunden kam es unter beiden Theophyllindosierungen zu einem Abfall der mittleren PEF-Werte, wobei die Plazebowerte aber nicht erreicht wurden.

Der Abbildung 2 sind die Einzeldaten eines Patienten zu entnehmen. In diesem Fall kam es bei Theophyllin-Serumspiegeln um 10 mg/l während der Nacht zu einer Verbesserung der PEF-Werte. Bei Theophyllinspiegeln über 15 mg/l war der Abfall der PEF-Werte jedoch wesentlich geringer.

Theophyllinspiegel um 7 mg/l (Abb. 3) hatten bei einem anderen Patienten kaum einen Einfluß auf die PEF-Werte.

Der Abbildung 4 sind die Einzeldaten eines weiteren Patienten zu entnehmen. In diesem Fall kam es bei Serum-Theophyllinspiegeln zwischen 5 und 10 mg/l nicht zu einer Verbesserung der PEF-Werte. Bei Theophyllinspiegeln zwischen 10 und 16 mg/l kam es zu einer deutlichen Anhebung der PEF-Werte während der gesamten Beobachtungszeit.

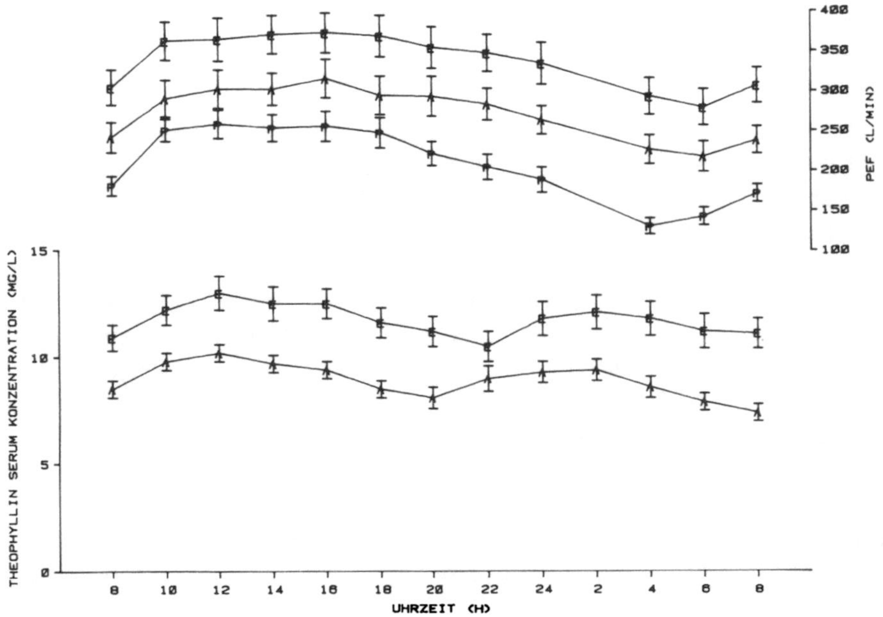

Abb. 1 Peak expiratory flow (PEF) und Theophyllin-Serumkonzentration von 20 Patienten (Mittelwert und SEM).
P: PEF-Profil unter Plazebo.
A (∧): 8.00 und 20.00 Uhr 250 mg Theophyllin (untere Kurve Theophyllinspiegel, mittlere Kurve PEF). E: 8.00 Uhr 214 mg, 22.00 Uhr 428 mg Theophyllin (obere Kurve Theophyllinspiegel und obere Kurve PEF).

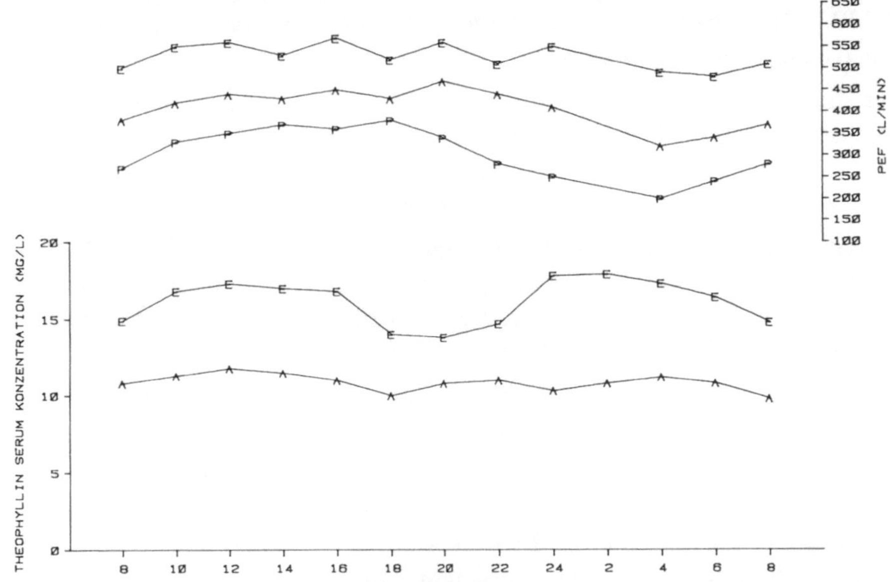

Abb. 2 PEF und Theophyllin-Serumkonzentration für Patient 5; Symbol wie in Abb. 1

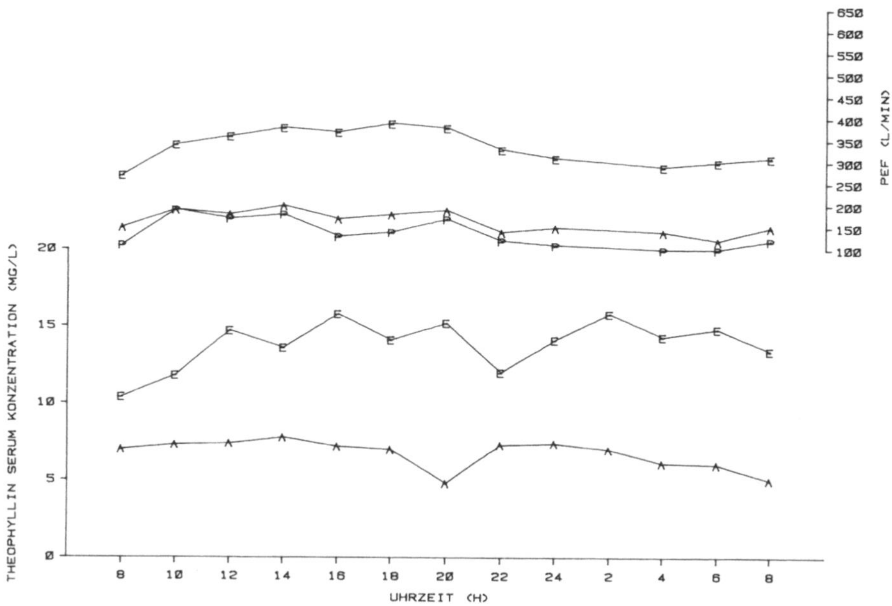

Abb. 3 PEF und Theophyllin-Serumkonzentration für Patient 14; Symbol wie in Abb. 1

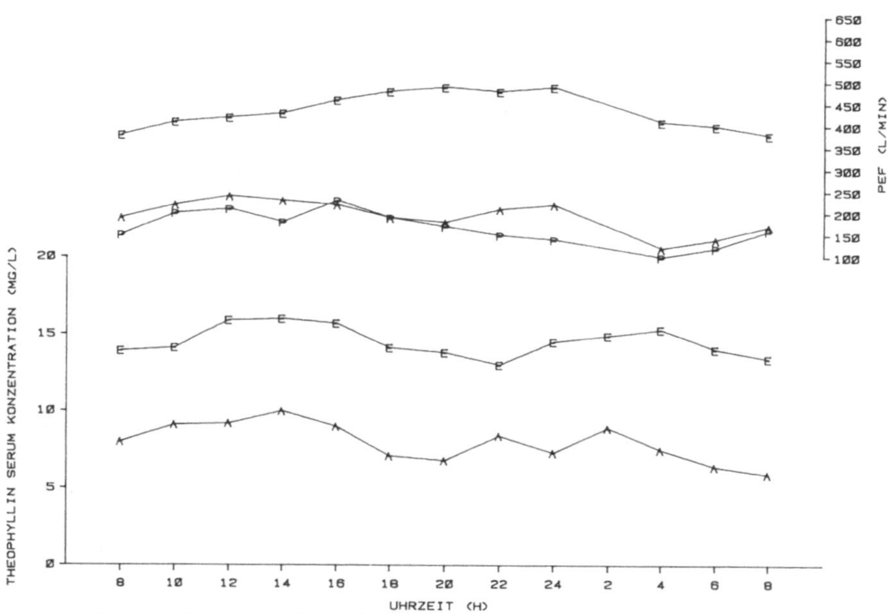

Abb. 4 Patient 16; Symbol wie in Abb. 1

Die Abbildung 5 zeigt PEF-Werte/Theophyllin-Serumkonzentration um 4.00 Uhr nachts. Die Werte links entsprechen dem Leerprofil, die mit ● gekennzeichneten Werte der niedrigen, die mit ○ gekennzeichneten Werte der höheren

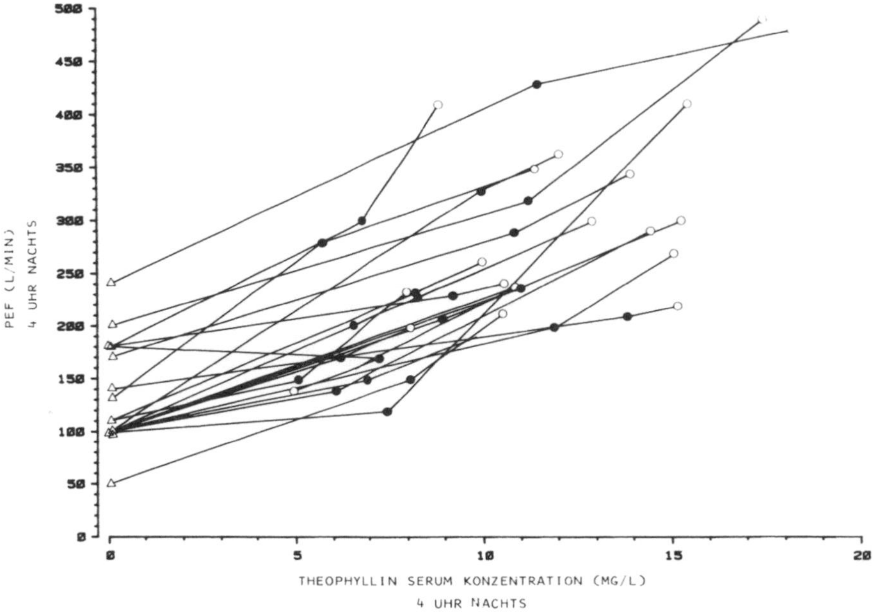

Abb. 5 Nächtlicher peak flow unter Plazebo (Δ), A-Dosierung (●) und E-Dosierung (○) in Abhängigkeit der um 4.00 Uhr nachts erzielten Theophyllinspiegel. Die Werte eines jeden Patienten sind miteinander verbunden. A und E: siehe Abb. 1

Dosierung. Die Abhängigkeit des PEF vom Theophyllinspiegel ist bis etwa 10 mg/l linear (mit praktisch gleicher Steigerung für alle Patienten), steigt dann überproportional an.

Die Abbildung 6 stellt die Verbesserung des PEF gegenüber dem Ausgangswert in Abhängigkeit vom Theophyllinspiegel (jeweils um 4.00 Uhr morgens) dar. Die beiden Werte eines jeden Patienten sind durch eine Gerade verbunden. Der Mittelwert des PEF (Mittellage über 24 Stunden) liegt, verglichen mit dem Ausgangswert (206 $\pm$ 61 l/Min), unter beiden Präparaten signifikant höher ($p < 0{,}001$) als unter der niedrigeren mit 272 $\pm$ 85 l/Min. ($p < 0{,}001$). Die tageszeitlich bedingten Schwankungen des peak flows (Maximum – Minimum) betragen, bezogen auf den Mittelwert von 73 (67 – 81) % unter Plazebo, 45 (34 – 57) % unter 500 mg Theophyllin pro die und 37 (29 – 46) % unter 642 mg Theophyllin pro die. Die Angaben erfolgten jeweils als geometrisches Mittel und verteilungsfreie 95% – Vertrauensgrenzen. Die Schwankungsbreite ist nur unter der höheren Dosierung signifikant kleiner als unter Plazebo ($p < 0{,}05$).

Offenbar folgen die PEF-Profile (Abb. 1 – 4) keiner reinen Sinusschwingung. Aus diesem Grunde wurden alle Kenndaten direkt aus den Meßwerten abgele-

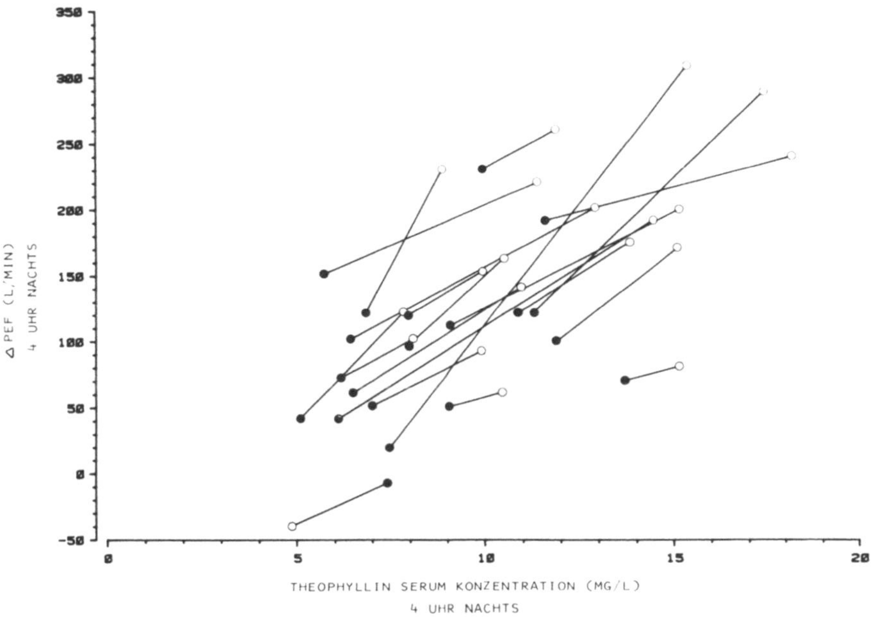

Abb. 6 Verbesserung des nächtlichen peak flows gegenüber der Plazeboperiode durch A (●) und E (○) in Abhängigkeit der um 4.00 Uhr nachts erzielten Theophyllinspiegel. Die Werte eines jeden Patienten sind miteinander verbunden. Mittelwerte und Standardabweichung. A und E: siehe Abb. 1

sen. Der Zeitpunkt des maximalen peak flows (Akrophase) ist zwischen 12.00 Uhr und 16.00 Uhr und wird durch die Behandlung nicht signifikant beeinflußt. Dagegen wird das nächtliche Tief des PEF (Bathyphase), das unter Plazebo bei 15 von 20 Patienten um 4.00 Uhr nachts (bei den restlichen 5 Patienten um 6.00 Uhr morgens) auftritt, durch beide Theophyllinbehandlungen signifikant verschoben ($p < 0{,}01$ Präparat A, $p < 0{,}001$ Präparat E) und zwar im Median um 2 Stunden auf 6.00 Uhr morgens. Da sowohl unter A als auch unter E die PEF-Werte um 6.00 Uhr im Mittel um weniger als 5% von denen um 4.00 Uhr abwichen, erfolgte die weitere Analyse der nächtlichen PEF-Werte mit den 4.00 Uhr Messungen (Abb. 4, 5, 6 und Tabelle 1).

Außerdem wurde der mittlere PEF während des Tages (8.00 Uhr bis 20.00 Uhr) und während der Nacht (20.00 Uhr bis 8.00 Uhr) berechnet (Tabelle 2). Bei einer Ausgangslage der Tageswerte von 244 l/Min. erfolgte unter A eine mittlere Verbesserung um 51 l/Min., unter E um 117 l/Min. Bei einer nächtlichen Ausgangslage von 169 l/Min. betrug die Verbesserung unter A 81 l/Min., unter E 147 l/Min. Sowohl tagsüber als auch nachts war die Verbesserung unter E signifikant ($p < 0{,}001$) größer als unter A.

Tabelle 1 Individuelle peak flow-Werte sowie Median-Werte (Minimum – Maximum) um 4.00 Uhr nachts in der Vorphase sowie unter der Therapie mit A und E.

	Peak expiratory (L/min) 4.00 Uhr nachts		
Pat.-Nr.	Placebo	A	E
1	50	150	210
2	100	200	270
3	130	280	350
4	100	330	360
5	200	320	490
6	170	290	345
7	100	200	300
8	180	300	410
9	100	210	300
10	180	170	140
11	140	210	220
12	110	150	230
13	100	170	200
14	100	140	290
15	100	240	160
16	100	120	410
17	240	430	480
18	100	150	190
19	180	230	240
20	110	230	260
N	20	20	20
Median	105	210	280
Min	50	120	140
Max	240	430	490
	Ref.	***	***
		Ref.	***

Die mittleren Theophyllinspiegel im steady state als Maß für die Bioverfügbarkeit sowie die individuellen dosiskorrigierten Bioverfügbarkeitsquotienten (Präparat E/Präparat A) sind in Tabelle 3 angegeben. Die relative Bioverfügbarkeit von Präparat E in Bezug auf Präparat A beträgt 100 (90–113) %, Angaben als geometrisches Mittel und verteilungsfreie 95% Vertrauensgrenzen. Das

Tabelle 2 Mittlere peak flow-Ausgangswerte während des Tages (8.00 Uhr bis 20.00 Uhr) und während der Nacht (20.00 Uhr bis 8.00 Uhr) sowie PEF-Veränderungen unter den Therapien A und E, wiederum getrennt für Tag und Nacht.

Pat.-Nr.	Peak expiratory flow (l/min)					
	Placebo		A – placebo		E – placebo	
	Tag	Nacht	Tag	Nacht	Tag	Nacht
1	201	104	41	83	108	158
2	195	134	37	82	99	143
3	243	171	80	129	167	197
4	223	165	134	147	153	200
5	349	251	83	132	194	263
6	247	192	2	68	15	95
7	205	149	88	108	198	210
8	395	278	125	109	204	217
9	172	128	47	85	197	196
10	246	196	−69	−13	−54	−6
11	248	173	−35	37	−6	45
12	222	145	37	30	100	91
13	159	113	92	94	143	123
14	158	113	23	31	203	199
15	203	129	48	109	8	48
16	195	133	19	40	244	312
17	352	288	107	147	152	200
18	305	167	19	45	7	53
19	355	218	56	44	93	57
20	202	137	86	108	113	136
N	20	20	20	20	20	20
Mean	244	169	51	81	117	147
SD	70	54	51	44	85	83
SEM	16	12	11	10	19	18
		Ref.	Ref.	***	***	

bedeutet insbesondere, daß beide Präparate bezüglich des Ausmaßes der Resorption im steady state gleichwertig sind, nicht aber bezüglich der Serumspiegelprofile. Bei Präparat E sind sowohl die Anflutungscharakteristika als auch die ungleiche Dosisaufteilung ($^1/_3$ morgens, $^2/_3$ abends) speziell abgestimmt auf die Erzielung hoher Theophyllinserumspiegel während der Nacht.

Tabelle 3 Mittlere steady state-Theophyllin-Serumspiegel für Präparat E und jeweils auf die Dosis von 500 mg Theophyllin des Präparates A korriegiert, sowie individuelle Bioverfügbarkeitsquotienten E/A.

Patient		Reihenfolge Applikationen		Bioverfügbarkeitscharakteristik Mittlerer steady-state Theophyllin Serumspiegel über 24 h (auf 500 mg Dosis korrigierter Wert)				Bioverfügbarkeitsquotient
Nr.	Init.	A = 500 mg Th./Tag E = 642 mg Th./Tag		1. Versuchsperiode		2. Versuchsperiode		E/A
1	L.C.	A	E	8,44		11,02	(8,58)	1,02
2	H.C.	E	A	15,63	(12,17)	12,19		1,00
3	F.U.	E	A	10,88	(8,47)	6,01		1,41
4	L.E.	E	A	9,80	(7,63)	9,12		0,84
5	H.N.	A	E	10,90		16,22	(12,63)	1,16
6	M.U.	E	A	11,56	(9,00)	10,40		0,87
7	G.W.	A	E	8,33		12,30	(9,58)	1,15
8	B.W.	A	E	7,51		9,74	(7,59)	1,01
9	M.J.	E	A	15,08	(11,74)	9,83		1,19
10	G.J.	A	E	6,28		5,12	(3,99)	0,63
11	G.J.	E	A	15,64	(12,18)	11,81		1,03
12	H.D.	A	E	7,21		9,63	(7,50)	1,04
13	D.J.	E	A	9,41	(7,33)	7,78		0,94
14	A.E.	A	E	6,78		14,01	(10,91)	1,61
15	S.K.	E	A	7,28	(5,67)	9,98		0,57
16	W.H.	A	E	8,05		14,58	(11,36)	1,41
17	W.W.	E	A	16,72	(13,02)	10,96		1,19
18	B.K.	A	E	8,37		9,71	(7,56)	0,90
19	S.E.	A	E	9,56		9,85	(7,67)	0,80
20	K.E.	E	A	11,85	(9,23)	10,27		0,90
Geometrisches Mittel 95%-Vertrauensgrenzen								1,00 (0,90; 1,13)

Diskussion

Die Behandlung des nächtlichen Asthma bronchiale gestaltet sich schwierig [17], da ein multifaktorielles Geschehen als Ursache angesehen werden muß. Die während der Nachtphase eingeschränkte mukoziliare Clearance [3] dürfte über eine vermehrte Schleimretention zu einer ventilatorisch wirksamen weiteren Verengung der Atemwege führen. Ob die Abnahme der Körpertemperatur während der Nachtphase für das Auftreten von Bronchospasmen mitverantwortlich ist, bleibt umstritten [17].

Die Abnahme der Adrenalin-Konzentration im Plasma und die Reduktion der Katecholaminausscheidung im Urin [1, 11] laufen in etwa parallel mit den tageszeitlichen Veränderungen des Bronchialmuskeltonus. Inhalative Sympathikomimetika bewirken eine starke Bronchodilatation, die Wirkdauer beträgt jedoch nur 4–6 Stunden. Durch die Verabreichung von Theophyllin in Retardform lassen sich Plasmakonzentrationen im therapeutischen Bereich über einen Zeitraum von 8–12 Stunden [2, 6, 10, 11, 14] erreichen.

Eine zirkadian angepaßte Medikation kann eine Reduktion der Beschwerdesymptomatik verursachen [11].

Dabei ist zu berücksichtigen, daß auch die Theophyllinkinetik einem zirkadianen Rhythmus unterliegt. Es konnte gezeigt werden, daß bei abendlicher Gabe von Theophyllin die Resorption physiologisch verzögert ist [10]. So werden maximale Theophyllinspiegel nachts erst wesentlich später erreicht als bei der morgendlichen Applikation, nachts wurde üblicherweise 4–6 Stunden post applicationem ein maximaler Theophyllinspiegel gemessen. Die verminderte Aktivität des autonomen und humoralen Systems sowie die Immobilität des Patienten während der Nachtstunden und damit auch eine verringerte Darmmotilität verursachen diese auffälligen Befunde.

Die in unserer Untersuchung erzielten Ergebnisse lassen in der Leerphase eine typische tageszeitabhängige Veränderung des Bronchialmuskeltonus erkennen. Tagesmaxima des peak flow (PEF)-Wertes finden sich zwischen 12.00 Uhr bis 16.00 Uhr, Minima meist um 4.00 Uhr morgens. Unter der Medikation mit Theophyllin kommt es zu einer deutlichen Anhebung der PEF-Werte. Zwar ist auch unter der Theophyllin-Medikation noch eine gewisse Schwankung der PEF-Werte vorhanden, jedoch ist der PEF-Kurvenverlauf weitaus ausgeglichener, d. h. die Amplitude ist deutlich kleiner. Der stärkere Anstieg der PEF-Werte unter 642 mg Theophyllin pro die (Euphyllin CR) im Vergleich zu 500 mg pro die (Afonilum retard) ist Folge der höheren Theophyllinspiegel unter der höheren Dosierung. Die spätere Einnahmezeit und die höhere abendliche Dosierung (428 mg um 2.00 Uhr gegenüber 250 mg um 20.00 Uhr) hat höhere Theophyllinspiegel und einen geringeren Abfall der PEF-Werte in der Nacht zur Folge.

Obwohl beide Präparate die gleiche Bioverfügbarkeit unter steady-state-Bedingungen haben, zeigt sich im Hinblick auf die Therapie des nächtlichen Asthma die Überlegenheit des Präparates E.

Dies liegt nicht nur an der höheren Tagesdosis, sondern auch an deren ungleichen Aufteilung, wobei der größere Anteil zur Nacht gegeben wird.

Unsere Ergebnisse zeigen, daß Theophyllinspiegel um 10 mg/l während der Nacht zwar eine Verbesserung der peak flow-Werte gegenüber Plazebo ergeben, daß aber erst Serumspiegel um 15 mg/l einen nächtlichen Abfall der PEF-Werte verhindern. Bei Patienten mit Theophyllinspiegeln unter 10 mg/l ergaben sich nur geringe Effekte auf die PEF-Werte. Somit wird auch aus klinischer Sicht die Überlegenheit des zirkadian adaptierten Dosierungsschemas gegenüber der konventionellen Dosierung bestätigt.

Besteht keine Möglichkeit der Serumtheophyllin-Konzentrationsbestimmung, so läßt sich die Effektivität der medikamentösen Therapie durch Bestimmung der PEF-Werte, die der Patient selber vornehmen kann, abschätzen. Bei Überdosierungserscheinungen oder ungenügender Wirkung wird man jedoch auf eine Theophyllin-Serumkonzentrationsbestimmung nicht verzichten können.

Das Krankheitsbild des nächtlichen Asthma bronchiale läßt sich durch eine optimal dosierte Methylxanthintherapie günstig beeinflussen, wobei aber nicht in allen Fällen eine Beschwerdefreiheit zu erzielen ist.

Für die statistische Auswertung sei Herrn Dr. Steinijans herzlichst gedankt.

Literatur

[1] Barnes, P. J., G. Fitzgerald, M. Brown et al.: Nocturnal asthma and changes in circulating epinephrine, histamine and cortisol. N. Engl. J. Med. **303** (1980) 262–267.

[2] Barnes, P. J., A. P. Greening, L. Neville et al.: Single-dose slow release aminophylline at night prevents nocturnal asthma. Lancet (1982) 299–301.

[3] Batemann, J. R. M., D. Pavia, S. W. Clarke: The retention of lung secretions during the night in normal subjects. Clin. Sci. **55** (1978) 523–527.

[4] Buck, W.: Der Vorzeichen-Rang-Test nach Pratt. Meth. Inform. Med. **14** (1975) 224–230.

[5] Chen, W. Y., H. Chai: Airway cooling and nocturnal asthma. Chest **81** (1982) 675–680.

[6] Dorow, P., Th. Weiss, R. Felix: Behandlung des Asthma bronchiale. Münchn. med. Wschr. **126** (1984) 1024–1026.

[7] Dorow, P.: Pharmakotherapie der Atmungsorgane. In: Klinische Pharmakologie – Grundlagen, Methoden, Pharmakotherapie. Hrsg.: H. P. Kuemmerle, G. Hitzenberger. Ecomed 1984.

[8] Godall, R. J. R., J. E. Faris, C. N. Copper et al.: Relationship between asthma and gastrooesophageal reflux. Thorax **26** (1981) 116–21.

[9] Hetzel, M. R.: The pulmonary clock. Thorax **36** (1981) 481–486.

[10] Kaukel, E., G. Koppermann, Ch. Schrum: Zirkadiane Unterschiede in der Pharmakokinetik des Theophyllins. Atemw.-Lungenkrankh. **10** (1984) 68–73.

[11] Kunkel, G., J. Schupp, K. Borner et al.: Untersuchungen zur Theophyllinwirkung unter besonderer Berücksichtigung der Tagesrhythmik. Therapiewoche **33** (1983) 1113–1123.

[12] Maunsell, K., D. G. Wraith, A. M. Cunnington: Mites and house-dust-allergy in bronchial asthma. Lancet (1968) 1267–1270.

[13] Nolte, D., G. Krejci: Methylxanthine bei obstruktiven Atemwegserkrankungen. Dustri Verlag Dr. Karl Feistle, München-Deisehofen 1984.

[14] Schulz, H.-U., H.-J. Frercks, F. Hypa: Vergleichende Theophyllin-Serumspiegelmessung über 24 Stunden. Therapiewoche **34** (1984) 536–543.

[15] Steinijans, V. W., E. Diletti: Statistical analysis of biovailability studies: parametric and nonparametric confidence intervals. Euro. J. Clin. Pharmacol. **24** (1983) 127–136.

[16] Tailor, A. J. N., R. J. Davies, D. J. Hendrick et al.: Recurrent nocturnal asthmatic reaction to bronchial provocations test. Clin. Allergy **9** (1979) 213–214.
[17] Turner-Warwick, M.: On observing patterns of airflow obstruction in chronic asthma. Br. J. Dis. Chest **71** (1977) 73–86.
[18] Wagner, J. G.: Fundamentals of clinical pharmakokinetics. Drug Intelligence, Hamilton **Ill** (1975) 129–130.

Bei Fragen zur Produktsicherheit wenden Sie sich bitte an:
If you have any questions regarding product safety,
please contact:

Walter de Gruyter GmbH
Genthiner Straße 13
10785 Berlin
productsafety@degruyterbrill.com